Heinrich Zeeden

Bewährte Indikationen in der Homöopathie und in der Homöo – Kinesiologie

Heinrich Zeeden

Bewährte Indikationen

in der Homöopathie und in der Homöo – Kinesiologie

Weltmeistereigenschaften von 55 homöopathischen Mitteln

Alle im Buch enthaltenen Angaben und Ergebnisse wurden vom Autor nach bestem Wissen erstellt. Sie erfolgen ohne jegliche Verpflichtung oder Garantie des Verlages. Er übernimmt daher keine Verantwortung und Haftung für etwa vorhandene Unrichtigkeiten.

Bei Anwendung der angegebenen Therapievorschläge übernimmt der Autor keine Verantwortung. Bei medizinischen Problemen sollte vor einer Therapie immer erst ein Arzt aufgesucht werden.

Poelring 26, 23560 Lübeck

Bildnachweis: Portraitfoto, Dr. Heinrich Zeeden

Bibliografische Information der Deutschen Nationalbibliothek:
Die Deutsche Nationalbibliothek verzeichnet diese Publikation in der Deutschen Nationalbibliografie; detaillierte bibliografische Daten sind im Internet über dnb.dnb.de abrufbar.

ISBN 978-3-933036-34-6

Gesamtherstellung: ctv-verlag.de und buecher-traum.de
Firma: carsten tomkewicz verlag
Adresse: ctv verlag • Henriette-Hirschfeld-Str. 11 • 23562 Lübeck
E-Mail: info@ctv-verlag.de • Telefon: 0451 7062772
Ansprechpartner: Carsten Tomkewicz
Qualitätssicherung: Bewährte/10-2025

Für Nicola Witzgall - Mösinger
und Christian Bormann

meine Wegbegleiter
und Inspiratior*innen

Inhaltsverzeichnis

In 2023 und 2024 erschienen:

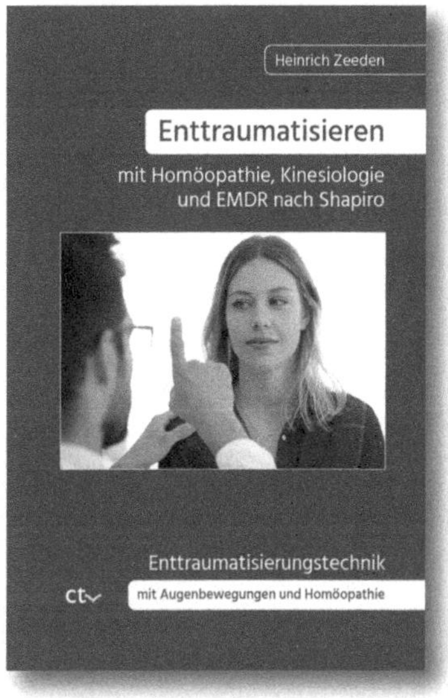

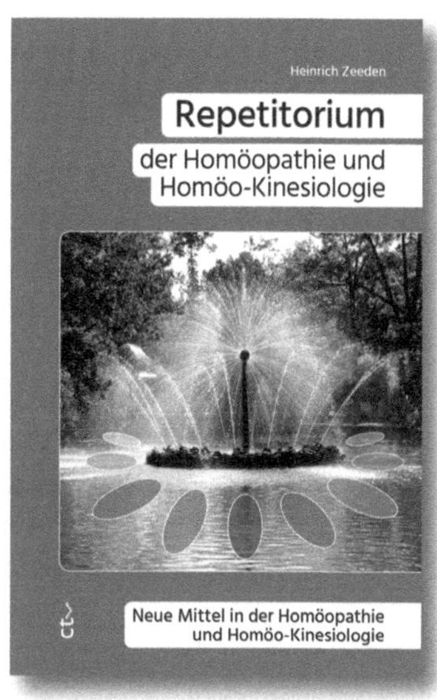

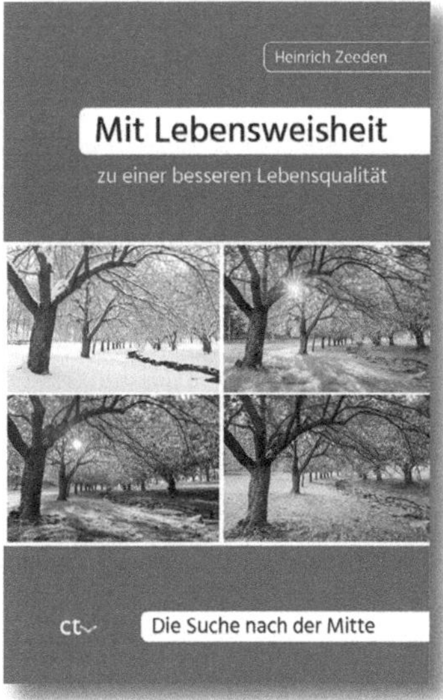

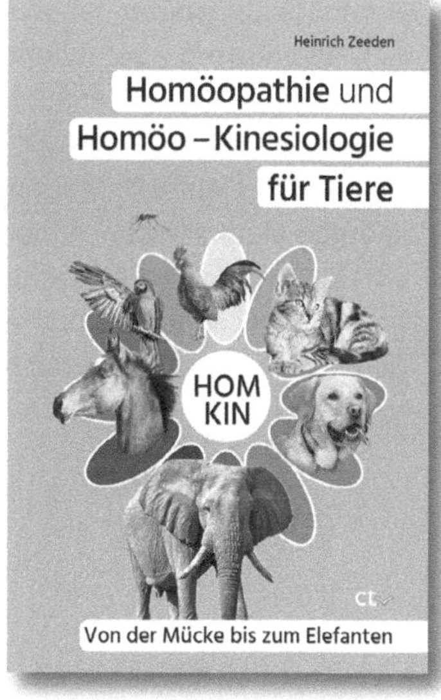

Vorwort

Wer mit Homöopathie arbeitet, kennt die Qual sich bei der Mittelfindung festzulegen.

Nun gibt es ja unendlich viele Repetitorien verschiedenster Autoren, ebenso eine große Anzahl von Methoden um die Treffsicherheit für das am besten geeignete Arzneimittel unter den zahllosen Möglichkeiten zu erhöhen.

Darum ist es umso verdienstvoller hiermit dazu eine stringente Zusammenfassung der prägnanten Alleinstellungsmerkmale im Sinne von „Leuchtturmsymptomen" auf zu zeigen, die sowohl vom Symptom als auch vom Arzneimittel her – im Sinne – einer Gegenprüfung genutzt werden kann.

Obwohl ich selbst - nach fundierter internistischer Weiterbildung - seit mehr als zwei Jahrzehnten klassische Homöopathie praktiziere, bin ich immer wieder beeindruckt von dem erstaunlichen Heilungspotential, was die schließlich – oft nach längerem Herantasten – gefundene Mittelkonstellation entfalten und im gesamten Seins-zustand bewirken kann.

Hierfür hat Heinrich Zeeden, neben seiner schon länger bekannten Methode der Homöo - Kinesiologie, mit diesem Werk ein Nachschlagewerk geschaffen, was für jeden Anwender der homöopathischen Heilkunst eine „wegweisende" Hilfe anbietet, ganz egal nach welcher Methode er/sie ansonsten vorgeht.

Nach der Klärung des prägnanten Symptoms und der Gegenprüfung in der Arzneibeschreibung ist es besonders hilfreich die detaillierten plastischen Fallbeispiele zu studieren um die spezifische Eigenheit des Arzneimittels zu vertiefen.

In diesem Sinne wünsche ich allen Leser/innen eine „erleuchtende" Neu-Erfahrung.

Nicola Witzgall-Mösinger. Ärztin
Mustin 22.10.2023

Einleitung

Eine wichtige Frage bei der homöopathischen Behandlung ist die nach dem besten, nach dem ähnlichsten Mittel. Dieses sollte dann auch am schnellsten zu einer Ausheilung der Krankheitsproblematik führen. Nach Samuel Hahnemann: Similia similibus curentur. Ähnliches soll durch Ähnliches geheilt werden. Aber wie finde ich das ähnlichste Mittel?

Halte ich mich streng an die Symptome, oder wenn mehrere Mittel in Frage kommen, halte ich mich an die Wertigkeiten (in Synthesis gibt es vier Wertigkeiten)? Oder halte ich mich eher an die Konstitution? Oder halte ich mich, wie Hahnemann ebenfalls vorschlägt und von Sehgal explizit praktiziert wird, nur an die Geist- und Gemütssymptome, die die wichtigsten sind? Oder nehme ich doch eher den Paragrafen § 153 des Organon der Heilkunst von Hahnemann und halte mich an die Besonderheiten eines Falles, zum Beispiel an einen Seitenwechsel, der dann mit Lac caninum zu bedienen wäre? Kann man diese Fragen an den Computer abgeben, der sofort zeigt, welche Mittel für ein bestimmtes Symptom in Frage kommt? Oder vertraue ich doch eher der Erfahrung von vielen homöopathisch verbrachten Jahren? Oder vielleicht dem Bauchgefühl, der Intuition?

Diese Fragen stelle ich nicht rhetorisch, sondern das sind Fragen, die mich und uns täglich beschäftigen. Und dann natürlich – reicht ein Mittel aus, oder brauche ich doch mehrere? Behandele ich nur eine Baustelle, oder kann ich in einer Sitzung mehrere Baustellen „eröffnen" und behandeln? Und kann ich einen Patienten auch biografisch abarbeiten und einen großen Wurf wagen?

Falls ich mich für mehrere Mittel entscheide, gibt es eine Obergrenze? Wie viele Informationen „verträgt" der Patient? Ist er in der Lage, 5, 10 oder gar 20 verschiedene Mittel zu „verkraften" oder zu „verarbeiten"? Wie viel können wir dem Patienten zumuten?

Um hier eine Entscheidung zu erleichtern, habe ich für eine Reihe von Mitteln ein Hauptsymptom herausgefunden, eines, das aus dem Meer von zahlreichen Symptomen so heraussticht, dass man es wie einen Leuchtturm betrachten kann. Dieses Symptom kann ich dann verwenden, unabhängig von der Geist- und Gemütslage, unabhängig von der Konstitution, ausschließlich generiert durch ein Symptom, das hervorsticht.

Bei Patienten, die sich nicht entscheiden können, welche Kränkung wir zuerst behandeln sollen, weil es gefühlt hunderte von Kränkungen in ihrem Leben gegeben hat, können wir das Symptom „Entscheidungsunfähigkeit" nennen. Diese Entscheidungsunfähigkeit zeigt sich in der Anamnese, aber auch im Leben des Patienten. Er weiß einfach nicht genau, was er will, und findet seine Richtung nicht. Für diese Situation gibt es ein Mittel, das aus meiner Sicht und Erfahrung heraus das beste ist, um die Entscheidungsfähigkeit wieder herzustellen: Pulsatilla. Aber nicht in der D 30 oder D 1000, sondern in der D 100 Millionen. Dieses Mittel gebe ich also nur aufgrund dieses schwer wiegenden Symptoms.
Meistens reagiert der Patient in weniger als einer Minute und weiß dann plötzlich, was er will.

Für diese Situation sage ich dann: Pulsatilla ist der Weltmeister für Entscheidungsunfähigkeit. Unabhängig davon, dass Pulsatilla noch ein ganzes Meer von weiteren Symptomen abdeckt, die ebenfalls sehr wertvoll und hilfreich sind. Dennoch, der Leuchtturm ist die Unentschiedenheit.

Es handelt sich also bei den Weltmeistern um besonders wertvolle bewährte Indikationen.

Zusammenfassung aller behandelten Mittel

Abelmoschus, Hibiskus, Bisameibisch, D 30, D 1000
– Spinnenphobie, Schlangenphobie

Acidum nitricum, Salpetersäure, D 1000, D unendlich
– ablehnende Haltung

Aconit, Eisensturmhut, D 1000, D unendlich – Todesangst

Anacardium orientale, der Elefantenlausbaum,
die Malakkanuß, D 30 – Besetzung

Apis, die Honigbiene, D 30 – Allergien

Argentum nitricum, Silbernitrat, D 1000
– Prüfungsangst, Angst um die Familie

Arnica, der Bergwohlverleih, D 30
– Hauptmittel bei allen Blutungen

Arsenicum album, weißes Arsenik, D 100 Mio.
– Nahrungsmittelunverträglichkeit

Barium carbonicum, Bariumcarbonat, D 1000
– Minderwertigkeitsgefühle

Bryonia alba D 100.000, die Zaunrübe
– Geiz, Sparsamkeit, Thema Arbeit und Gewinn

Caladium D 100 Mio., das Schweigrohr – Hilflosigkeit

Cantharis, die Spanische Fliege, D 30 – Verbrennungen

Acidum caprylicum – Caprylsäure, D 30
– Pilzinfektionen, Verstärkung aller Mittel

Capsicum, der spanische Pfeffer, die Paprika, die Pfefferschote,
D 30 – Heimweh

Causticum, gebrannter Marmor, D 1000
- verletztes Gerechtigkeitsgefühl

Chamomilla, die echte Kamille, D 30, D unendlich - Zorn

Cocculus, die Kockelskörner, D 30 - Schwindel

Coccus cacti, die Sabadille Laus, D 30
- Lösung von zähem Schleim, Mucoviszidose

Coffea D 30, D 100 Mio. - das Gedankenkarussell

Colchicum, die Herbstzeitlose, D 30
- Geruchsempfindlichkeit

Crotalus horridus, Klapperschlange, D 6, D 12, D 30
- Rechtschreibung

Cuprum metallicum, das metallische Kupfer, D 1000
- Muskelentspannung

Dumortierit D 30 - Heimatlosigkeit

Familienaufstellung D 1000
- Lösen der Knoten im Geflecht der Generationen

Horoskopverschiebung D 30
- Zurechtrücken des Geburtsdatums

Hyoscyamus, das Bilsenkraut, D 30
- Weltmeister beim Wahnsinn

Ignatia, die Ignatiusbohne, D 1000
- Kränkungen auf allen Ebenen

Intrinsic Faktor D 30
- Vitamin B 12 Mangel, Zungenbrennen, Müdigkeit

Kleiner Bär sc, Sternbild kleiner Bär D unendlich
- tiefe Depression

Lac caninum, die Hundemilch, D 30
- Ekel vor dem eigenen Körper, Seitenwechsel

Lachesis muta, der Buschmeister, D 30, D 300.000
- Neid, Eifersucht, Mobbing

Naja tripudians, die indische Königskobra, D 30
- Angina pectoris

Natrium chloratum, Natrium muriaticum, das Kochsalz, D 1000 - Schuldgefühle, Trauer und Verlust

Nux vomica, die Brechnuss, D 30
- vegetatives Nervensystem, Stress

Opium, der Schlafmohn, C 1000
- Auflösung von Schockerlebnissen

Palladium D 100 Mio. - Gefühl, alleine gelassen zu werden

Phosphor, das Element Phosphor, D 1000
- Schock, Schreckhaftigkeit

Platinum metallicum, das metallische Platin, D 1000
- Arroganz, Hochmut und Angst vor Spritzen

Polio Nosode D 30 - Zahnschmerzen, Zahnkaries

Pulsatilla pratensis, die Wiesenküchenschelle D 100 Mio.
- Entscheidungsunfähigkeit, notorisches Zuspätkommen

Radium bromatum, das bromierte Radium D 16
- Strahlenschaden

Rechtsdrehung, D 1000
- Weltmeister für Therapieresistenz
molekulare Rechtsdrehung D 100.000
- Migräne bei Nahrungsunverträglichkeit

Rhus toxicodendron, der Giftsumach, D 30
- Überanstrengungen aller Art

Rosenthaleffekt D 30
- genügend Platz für die eigene Entwicklung

Ruta graveolens, die Weinraute, D 30, D 100 Mio.
- Handgelenk

Sanguinaria, die kanadische Blutwurz, D 30
- Weltmeister bei der Normalisierung einer Hypermenorrhoe

Sepia, die Tintenschnecke, der Tintenfisch, D 1000
- Überforderung

Silicea, Siliziumdioxid, Kieselsäure D 1000
- Wärmeregulation - Computerabsturz

Stannum metallicum, das metallische Zinn, D 1000
- ausgeprägte Schwäche

Stramonium, der Stechapfel, D 100 Millionen
- Festhalten und Loslassen

Symphytum, der Beinwell, D 12
- Heilung von Knochenbrüchen, Kallusbildung

Thuja occidentalis, der Lebensbaum, D 30, D 200
- Impffolgen und Warzen

Tuberculinum KOCH alt, die Tuberkulose Nosode D 200
- Schamgefühl, Erkältungsneigung

Zeugung D 100 Millionen, Entstehung des Lebens
- Korrektur des Horoskops

Alle Mittel, alphabetisch

Mittel	Indikation
Abelmoschus D 30, D 1000	Spinnen- und Schlangenphobie
Acidum nitricum D unendlich	Ablehnung
Acidum phos. D 1000	Chronische Verliebtheit, Liebeskummer
Aconit D 1000	Angst, Todesangst
Anacardium orientale D 30	Besetzung
Argentum nitricum D 1000	Angst, Lampenfieber
Arnica D 30	Verletzung mit Blutung
Arsenicum album D 100 Mio.	Angst, Unverträglichkeit von Speisen
Aurainterferenz D 100 Mio.	Aurastabilität
Barium carbonicum D 30, D 1000	Selbstwertstörung, Minderwertigkeitsgefühl
Bryonia D 100.000	Geiz, materielles Denken
Caladium D 100 Mio.	Gefühl der Hilflosigkeit
Cantharis D 30	Harnwegsinfekt
Caprylsäure D 30	Pilzmittel, Wirkungsverstärkung
Capsicum D 30	Heimweh
Causticum D 1000	Verletztes Gerechtigkeitsgefühl
Chamomilla D 1000	Zorn
Cocculus D 30	Schwindel, Übelkeit beim Fahren
Coccus cacti D 30	Speichel klebrig, Mucoviszidose

Mittel	**Indikation**
Coffea D 100 Mio.	Freude schwächt, Beredsamkeit, Gedankenkarussell
Colchicum D 30	Geruchsempfindlichkeit
Colocynthis D 1000	Wut, Zorn, Ischias
Crotalus horridus D 6, D 12, D 30	Rechtschreibschwäche
Cuprum metallicum D 1000	Muskelverspannung
Dumortierit D 30	Gefühl der Heimatlosigkeit
Familienaufstellung D 1000	Familienkonflikte, Generationskonflikte
Horoskopverschiebung D 30	Pechvogel, falsche Zeitpunkt der Geburt
Hyoscyamus D 30	Wahnsinn, Eifersucht, mentale Einengung
Ignatia D 1000	Liebeskummer, Kummer, Kränkung
Intrinsic Faktor D 30	Vitamin B 12 Mangel, Zungenbrennen
Kleiner Bär sc D unendlich	Depression, Lebensüberdruss
Lac caninum D 30	Ekel vor eigenen Körperteilen
Lachesis D 30	Eifersucht, Neid
Lachesis D 300.000	Freude an Machtspielchen Mobbing
Medulla ossis D 30, Yucca Schidigera D 1000	Schwäche der Vitalität, Erschöpfung

Mittel	**Indikation**
Naja tripudians D 30	Angina pectoris
Natrium chloratum D 100 Mio.	Trauer, Verlust, Hass
Nux vomica D 30	Vegetatives Hauptmittel
Opium C 1000	Folge von Schock und Schreck, Schmerzlosigkeit
Palladium D 100 Mio.	Gefühl, alleine gelassen zu werden
Phosphorus D 1000	Schock, Schreckhaftigkeit
Platinum metallicum D 1000	Arroganz, Ignoranz; Angst vor Spritzen
Polio Nosode D 30	Zahnschmerzen, Karies
Pulsatilla D 1000, D 100 Mio.	Entscheidungsunfähigkeit, notorisches Zuspätkommen; Gefühl, nicht nein sagen zu können, Abgrenzung
Radium bromatum D 16	Strahlungsempfindlichkeit
Rechtsdrehung D 1000	Therapieresistenz
Molekulare Rechtsdrehung D 100.000	Migräne bei Nahrungsmittel – Unverträglichkeit, Wirkungsverstärkung
Rosenthaleffekt D 30	Gefühl, nicht genügend Platz für die eigene Entwicklung zu haben
Ruta D 30	Handgelenk, Karpaltunnelsyndrom
Sanguinaria D 30	Hypermenorrhoe
Sepia D 1000	Überforderung

Mittel	Indikation
Silicea D 1000	Angst vor Spritzen, vor spitzen Gegenständen; Computerabsturz
Stannum metallicum D 1000	Gefühl von Schwäche
Stramonium D 30, D 100 Mio.	Wildheit, Klammern, Verlangen nach Licht, Gefühl, verraten und verkauft zu sein
Symphytum D 12	Knochenbrüche
Thuja D 200	Impffolgen
Tuberculinum KOCH alt D 200	Schamgefühl
Zeugung D 100 Mio.	Korrektur einer unglücklichen Zeugung

Alle Indikationen, alphabetisch

Indikation	**Mittel**
Ablehnung	Acidum nitricum D unendlich
Angina pectoris	Naja tripudians D 30
Angst vor Spritzen, vor spitzen Gegenständen; Computerabsturz	Silicea D 1000
Angst, Lampenfieber	Argentum nitricum D 1000
Angst, Todesangst	Aconit D 1000
Angst, Unverträglichkeit von Speisen	Arsenicum album D 100 Mio.
Arroganz, Ignoranz; Angst vor Spritzen	Platinum metallicum D 1000
Aurastabilität	Aurainterferenz D 100 Mio.
Besetzung	Anacardium orientale D 30
Chronische Verliebtheit, Liebeskummer	Acidum phos. D 1000
Depression, Lebensüberdruss	Kleiner Bär sc D unendlich
Eifersucht, Neid	Lachesis D 30
Ekel vor eigenen Körperteilen	Lac caninum D 30
Entscheidungsunfähigkeit, notorisches Zuspätkommen; Gefühl, nicht nein sagen zu können, Abgrenzung	Pulsatilla D 1000, D 100 Mio.
Familienkonflikte, Generationskonflikte	Familienaufstellung D 1000
Folge von Schock und Schreck, Gefühl von Schmerzlosigkeit	Opium C 1000

Indikation	Mittel
Freude an Machtspielchen, Mobbing	Lachesis D 300.000
Freude schwächt, Beredsamkeit, Gedankenkarussell	Coffea D 100 Mio.
Gefühl der Heimatlosigkeit	Dumortierit D 30
Gefühl der Hilflosigkeit	Caladium D 100 Mio.
Gefühl von Schwäche	Stannum metallicum D 1000
Gefühl, alleine gelassen zu werden	Palladium D 100 Mio.
Gefühl, nicht genügend Platz für die eigene Entwicklung zu haben	Rosenthaleffekt D 30
Geiz, materielles Denken	Bryonia D 100.000
Geruchsempfindlichkeit	Colchicum D 30
Handgelenk, Karpaltunnelsyndrom	Ruta D 30
Harnwegsinfekt	Cantharis D 30
Heimweh	Capsicum D 30
Hypermenorrhoe	Sanguinaria D 30
Impffolgen	Thuja D 200
Knochenbrüche	Symphytum D 12
Korrektur einer unglücklichen Zeugung	Zeugung D 100 Mio.
Liebeskummer, Kummer, Kränkung	Ignatia D 1000

Indikation	**Mittel**
Migräne bei Nahrungsmittel – Unverträglichkeit, Wirkungsverstärkung	Molekulare Rechtsdrehung D 100.000
Mobbing	Lachesis D 300.000
Muskelverspannung	Cuprum metallicum D 1000
Pechvogel, falscher Zeitpunkt der Geburt	Horoskopverschiebung D 30
Pilzmittel, Wirkungsverstärkung	Caprylsäure D 30
Rechtschreibschwäche	Crotalus horridus D 6, D 12, D 30
Schamgefühl	Tuberculinum KOCH alt D 200
Schock, Schreckhaftigkeit	Phosphorus D 1000
Schwäche der Vitalität, Erschöpfung	Medulla ossis D 30, Yucca Schidigera D 1000
Schwindel, Übelkeit beim Fahren	Cocculus D 30
Selbstwertstörung, Minderwertigkeitsgefühl	Barium carbonicum D 30
Speichel klebrig, Mucoviszidose	Coccus cacti D 30
Spinnen- und Schlangenphobie	Abelmoschus D 30, 1000
Strahlungsempfindlichkeit	Radium bromatum D 16
Therapieresistenz	Rechtsdrehung D 1000
Trauer, Verlust, Hass	Natrium chloratum D 100 Mio.
Überforderung	Sepia D 1000
Vegetatives Hauptmittel	Nux vomica D 30

Indikation	Mittel
Verletztes Gerechtigkeitsgefühl	Causticum D 1000
Verletzung mit Blutung	Arnica D 30
Vitamin B 12 Mangel, Zungenbrennen	Intrinsic Faktor D 30
Wahnsinn, Eifersucht, mentale Einengung	Hyoscyamus D 30
Wildheit, Klammern, Verlangen nach Licht, Gefühl, verraten und verkauft zu sein	Stramonium D 30, D 100 Mio.
Wut, Zorn, Ischias	Colocynthis D 1000
Zahnschmerzen, Karies	Polio Nosode D 30
Zorn	Chamomilla D 1000

Die Mittel im Einzelnen

Abelmoschus D 30, D 1000, Indischer Hibiskus, Moschusmalve, Bisameibisch – Spinnenphobie, Schlangenphobie

- Sexuelle Unlust,
- schwacher Sexualtrieb,
- Verlust der Libido

Die Schamanen nutzen den getrockneten Samen des Abelmoschus schon seit vielen Jahrhunderten zur Stärkung und als Aphrodisiakum.

Die Samenkerne des Abelmoschus verströmen beim Zerreiben oder beim Zerkauen einen süßlichen, animalischen, nach Moschus duftenden Geruch, der betörend und zugleich sinnlich wirkt. Dies ist wohl auch der Grund, warum das ätherische Öl der Abelmoschussamen recht häufig bei der Parfüm-Herstellung als Duftstoff verwendet wird.

Das ätherische Öl, welches aus den Samen des Abelmoschus gewonnen wird, nennt sich im übrigen **Moschuskernöl**. (Oleum Abelmoschi seminis)

In der Homöopathie werden die getrockneten Samen des Abelmoschus - auch Bisamkörner genannt - bei Beklemmungsgefühlen im Brustkorb eingesetzt.

Abelmoschus habe ich immer wieder verwendet, wenn es um die Auflösung einer Schlangenphobie oder einen Spinnenphobie ging.

Tony Robbins hatte auf einer Fortbildungsreihe in den Frankfurter Messehallen gezeigt, dass er auch eine Schlangenphobie in kürzester Zeit auflösen kann. Das Prozedere blieb mir letztlich unverständlich. Immerhin sah ich, dass es möglich ist.

Beispiel

Otto hatte erhebliche Ängste, wenn er an eine Spinne dachte. Im Kurs konnten wir die Abneigung gegen Spinnen bei Skala = 10 einordnen.

Tatsächlich gab es auch ein sichtbares Symptom, die Schweißbildung an den Fingerspitzen. Bei der Anamnese wurde er gebeten, sich eine Spinne vorzustellen. Dabei geriet er in eine leichte Panik, die Atmung wurde unruhig, und die Fingerspitzen sonderten kleine Schweißtröpfchen ab.

Im kinesiologischen Test kam das Mittel Abelmoschus, D 30, D 200 und D 1000.
Wir gaben Abelmoschus D 30 als Klopftechnik nach Klinghardt.

Fünf Minuten nach der Therapie sprachen wir noch einmal das Thema Spinnen an. Dieses Mal blieb Otto ruhig, die Atmung änderte sich nicht, und wir sahen, dass er bei diesem heiklen Thema ganz entspannt blieb. Als wir seine Fingerspitzen betrachteten, konnten wir erkennen, dass sie jetzt ganz trocken blieben.

Inzwischen kann Otto sogar Spinnen auf seiner Haut ertragen, ohne in Angst oder Panik zu geraten.

Beispiel

Die 70 Jahre alte Diana hatte schon seit Geburt eine panische Angst vor Spinnen. In einem Kurs wollte ich sie von dieser unsäglichen Angst mit vegetativer Symptomatik befreien.

Zunächst machten wir also den mentalen Test. Ich bat Diana, sich auf ihrem Tisch eine Spinne vorzustellen. Hierbei geriet sie bereits in Panik, sodass wir die Angst vor Spinnen auf der Skala 0 bis 10 bei 10 oder noch darüber festlegen konnten.

Jeder Urlaub war ein Horrortrip, weil sie nie wusste, ob es am Urlaubsort sicher war, oder ob es dort auch Spinnen geben würde. Ihr Mann kannte das Problem und entsorgte alle Spinnen in der Umgebung von Diana.

Therapie am ersten Tag, 24.07.2021

Die bisherige Behandlung mit dem Mittel Abelmoschus durch sie selbst hatte bisher nichts bewirkt. Bei der extremen Heftigkeit der Angstreaktion auf Spinnen kam zunächst Aconit D unendlich als Hauptmittel, zusätzlich betrachteten wir einen vorgestellten Spinnenbiss in einem Vorleben wie eine Impfung. Daher gab ich noch Thuja D 200 und für die Therapieresistenz die Rechtsdrehung D 1000 für die äußere Aura und die Wechseldrehung D 1000 für die richtige Drehung der inneren Organe.

Nachdem ich die Mittel Spinnen vorbei D 30, Spinnenphobie D 30 und Kobaltblau D 30 (ihre Lieblingsfarbe) gegeben hatte, sank die Spinnenphobie beim nächsten mentalen Test auf Skala = 4.

Therapie am zweiten Tag, 25.07.2021

Kinesiologisch gab es noch den Hinweis, dass sich im Körper noch Spinnengifte befinden würden. Aus diesem Grunde wurden diese Mittel gegeben: Zur Ausleitung der Spinnengifte Lymph Komplex Z, Ausleitungs Komplex Z und Tarantula D 100 Mio.

Therapie am vierten Tag, 27.07.2023

„Alle restlichen Blockaden und Speicherungen, die im Zusammenhang mit der Spinnenphobie noch vorhanden sind, werden jetzt transformiert"
„Alle alten, noch vorhandenen Spinnengifte verlassen meinen Körper jetzt vollständig"

Am 16.10.2021 Therapie in Königstein

Es wurde keine Spinnenphobie mehr getestet. Subjektiv hatte Diana mit den Spinnen Burgfrieden geschlossen, keine Freundschaft, aber auch keine Feindschaft mehr.

Am 19.02.2022 trafen wir uns wieder, jetzt wurde nur noch Abelmoschus D 1000 täglich für 6 Wochen und dann jeden 2. Tag für 6 Monate gegeben. Danach nur noch sporadische Einnahme von Abelmoschus D 30.

Verhalten vom Oktober 2023

Inzwischen kann Diana Spinnen gut ertragen, kann sie liebevoll in den Garten entsorgen und die Ängste sind weitgehend verschwunden. Der Ekel vor Spinnen hingegen „hält sich in Grenzen". Sie kann die Spinnen jetzt akzeptieren und fühlt sich nicht mehr bedroht.

● **Abelmoschus ist Weltmeister bei Schlangenphobie und Spinnenphobie.**

Acidum nitricum D 1000 und D unendlich, die Salpetersäure – Ablehnung

Indikation: ablehnende Haltung (Zorn, Wut, Hass, Todeswünsche)

- stechende Schmerzen
- scharfe, dünne, braune Absonderungen
- hellrote Blutungen
- Reizbarkeit
- Schmerzen, die nach dem Stuhlgang für Stunden anhalten
- Atemnot beim Treppensteigen

Acidum nitricum, die Salpetersäure, hat ein interessantes Geruchssymptom: der Urin riecht nach Pferdeharn, also sehr stark und intensiv. Am intensivsten kommt in der Anamnese die ablehnende Haltung meistens gegenüber Verwandten oder anderen Personen zum Ausdruck. Acidum nitricum ist geprägt von Unzufriedenheit. Das Mittel ist nachtragend und hat eine vorwurfsvolle Haltung, die beim Therapeuten die Empathie absterben lässt.

Beispiel

Eine Patientin berichtete am 08.11.2004: Die psychischen Schwierigkeiten seien indes die schwersten. Es gehe um die verstorbene Schwiegermutter Margit, die ihr den Platz an der Seite ihres Mannes und im Haus ständig verwehrt und streitig gemacht habe. - Sie selbst habe im Januar 2004 eine Krebsdiagnose bekommen, Brustkrebs. Möglicherweise haben die Unterdrückungen der Schwiegermutter zum Krebsleiden mit beigetragen.

Nach dem kinesiologischen Test waren die Stichworte Schwiegermutter und Brustkrebs jedenfalls stabil geworden. Hier wurde eine Einzelmitteltherapie mit Acidum nitricum C 30, C 200 und C 1000 vorgenommen. Wahlanzeigend waren die ablehnende Haltung, das Krebsleiden und der Pferdegeruch des Urins.

Acidum nitricum ist Weltmeister beim Auflösen von ablehnender Haltung.

Aconit D 1000, D unendlich, der Eisensturmhut – Todesangst

- Sehr plötzliches Auftreten
- Heftigste Beschwerden
- Körperliche und geistige Unruhe
- Große Angst
- Hohes Fieber
- Beschwerden nach einem Schock
- Beschwerden nach Aufenthalt in trockenem, kaltem Wind

Aconit ist eines der vier großen Angstmittel, neben Arsenicum album, Argentum nitricum und Kalium phosphoricum. Einerseits besitzt es ein tödliches Gift, das Aconitin, andererseits befreit es von Todesangst. Bei allen Enttraumatisierungen, bei denen Todesangst gefühlt wurde, ist Aconit D unendlich das Mittel der Wahl, neben Opium, das für die Lösung eines Schock steht.

Im Mittelbild ist die Plötzlichkeit aufgeführt, der Schreck, der Schock, die Zugempfindlichkeit, die wir in gesteigertem Maße nur noch von Kalium carbonicum kennen.

Beispiel

Zorica erzählt am 14.10.2022 von ihren Erstickungsgefühlen nachts. Alte Traumata: Ihre Mutter hatte schon die beiden Kinder vor ihr abgetrieben, sie sollte ebenfalls „verschwinden", aber es hatte nicht geklappt. Als sie 2 Jahre alt war, wollte die Mutter sie ersticken, weil sie das Geschrei des kleinen Mädchens nicht mehr aushalten konnte. Mit 15 Jahren versuchte Zorica dann einen Suizid mit den Tabletten ihrer Mutter.

Im kinesiologischen Test erscheinen die Erstickungsgefühle mit Panik schwach, die alten Traumata testen schwach, der Gegentest ist positiv, Bedeutung: beides hängt miteinander zusammen.

Die erste Therapie erfolgt mit Trauma Komplex Z, Aconit D unendlich,
Horoskopverschiebung D 30 und Zeugung D 100 Mio.

Nach weiteren drei Therapien kommen wir zur fünften Therapie.
Diese erfolgt mit diesem Mittel: Licht Komplex Z.
Als Wirkung der fünften Therapie berichtet Zorica, sie spürt jetzt im ganzen Körper Leichtigkeit, unendliches Sattsein (im Licht Komplex Z ist der Impuls: „Sättigungsgefühl ohne Nahrungszufuhr" enthalten). Unendliche Dankbarkeit durchströmt sie. Sie spürt, wie die Kraft des Wassers durch ihren ganzen Körper fließt. Sie empfindet große Glücklichkeit.

Auch wenn Aconit nicht das Hauptmittel für alle Beschwerden war, war es das wichtigste Mittel, um die Panikattacken, die zu Beginn berichtet wurden, aufzulösen. Das außerordentlich befreiende Endergebnis war nach einer so belastenden Anamnese kaum zu erwarten.

● **Aconit ist Weltmeister bei der Auflösung von Todesangst.**

Anacardium orientale, der Elefantenlausbaum, die Malakkanuß, D 30 – Besetzung

- Gedächtnisprobleme
- Essen verbessert alle Beschwerden
- Geistige Erschöpfung
- Starker aber erfolgloser Stuhldrang
- Leeregefühl im Magen
- Unwiderstehlicher Drang zu Fluchen
- Ausgeprägter Minderwertigkeitskomplex

Anacardium orientale erfüllt von seinem Mittelbild her weitreichende Bedingungen für eine Besetzung. Es gibt hier die Besonderheiten „wie zwei Gesichter", „wie von zwei Willen beseelt", der Patient schimpft und flucht, es gibt eine Persönlichkeitsveränderung.

Aus diesem Grunde wird es bei Besetzungen gegeben. Besetzung ist ein schwieriges Kapitel, weil es sich hier um Energiefelder handelt, die sich nicht sichtbar machen lassen, also nicht mit den konventionellen Methoden, mit bildgebenden Verfahren nachweisen lassen. Aus diesem Grund gibt es vermutlich viele Zweifler, die gar nicht an Besetzungen glauben. Die Besetzung könnte man als eine zweite Wesenheit bei einem Menschen betrachten, die, sich statt nach dem Tod ins Licht zu begeben, sich in einer Patientenaura festgesetzt hat und dort mentale Störungen erzeugt. In der konventionellen Medizin kennen wir die Symptome „hört Stimmen", sowie Wahnideen und Halluzinationen bei der Schizophrenie. Schizophrenie hießt genau genommen „geteilte Person".
Den Ausdruck Schisma, gesprochen S-chisma, kennen wir von der Glaubensspaltung her. Schisma, griechisch, heißt Spaltung, Trennung.

Genau genommen kann man eine Schizophrenie auch als eine Besetzung betrachten und dann auch wie eine Besetzung therapieren.

Mit energetischen diagnostischen Verfahren wie dem kinesiologischen Test kann man eine Besetzung wahrscheinlich machen, aber keineswegs beweisen. Die Zweifel an solchen Phänomenen werden also erhalten bleiben.

Beispiel

Eine Patientin kam zu mir mit diesen Beschwerden: „Ich denke Gedanken, die nicht meine sind. Ich bin ein fröhlicher Mensch, aber seit einiger Zeit denke ich, ich müsste mich umbringen. Das sind nicht meine Gedanken, das ist eine Fremdeinwirkung. Es fühlt sich an wie ein Vogelnest in meinen Haaren, aber ich kann das Nest nicht beseitigen, es ist unsichtbar und lässt sich auch nicht anfassen. Aber es stört sehr".
Das war ein klassischer Bericht über eine Besetzung mit „fremden Gedanken". Die Herkunft einer solchen Besetzung bleibt meistens im Dunkeln. Letztlich geht es dann darum, wie man eine solche Besetzung wieder los werden kann. Hierfür stehen mehrere Mittel zur Verfügung, das erste war Anacardium D 30, das ich gefunden hatte. Durch meine Edelsteintestungen 2007 hatte ich aber noch andere Mittel gefunden, die ebenfalls Besetzungen auflösen können. Hierzu gehört der blaue Edelstein Dumortierit, der in der D 100 Millionen Besetzungen auflösen kann. Als ich dieses Mittel bei meiner Patientin testete, und sie auch nur den Klang dieses Mittels hörte, gab es eine Sofortreaktion, sodass die Patientin sagte: „Oh, Sie brauchen gar nichts mehr zu machen, das Vogelnest ist gerade weggeflogen".

Eine Heilreaktion, die nur aufgrund eines akustischen Impulses erfolgt, sozusagen ohne Globuli und ohne Stirnstrich, nenne ich daher „akustische Inhalation“. Zur Stabilisierung des neu eingetretenen gesunden Zustandes gab ich der Patientin noch Globuli mit. Danach trat dieses Problem nie wieder auf.

Besetzungen gibt es leider häufig, oft nach einer Operation, wenn die Aura des Patienten noch sehr dünn und schwach ist. Es gibt aber auch Verstorbene, deren Seelen nicht ins Licht wandern, sondern die sich in Verwandten oder anderen Personen festsetzen können.

- **Anacadium ist der Weltmeister für Besetzungen.**

Apis D 30, die Honigbiene – Weltmeister für alle Allergien

- Geschäftigkeit
- Durstlosigkeit
- Fieber mit Durstlosigkeit
- Geschwollenes Hals-Zäpfchen
- Hellrote Schwellungen mit brennenden Schmerzen
- Schwellungen unter den Augen
- Beschwerden durch Eifersucht

Apis kann neben Ledum, dem Sumpfporst und Cardiospermum, dem Herzsamen als hoch potentes Antiallergikum gelten. Zusätzlich ist es eines der durstlosesten Mittel. Haben wir alte Menschen, die zu wenig trinken, einfach, weil ihnen der Durst fehlt, kann Apis als „Anreger zu genügend Wasseraufnahme" helfen.

Beispiel

Auf einer Wanderung von vier Kollegen im Wiener Wald kam es zu einer heftigen allergischen Reaktion, als einer der vier Wanderer eine Pflanze berührt hatte. Ähnliche Reaktionen kennen wir, wenn wir mit den Fingern die Blätter eines Giftsumaches anfassen – Rhus toxicodendron – es gibt sofort kleine Bläschen, die schmerzen und jucken wie ein Herpespickel. Da sich Schwellung und Hautrötung rasch von den Fingern über die Hand zum Unterarm ausbreiteten, bestand die Gefahr, dass es zu einer generalisierten Reaktion kommen würde, oder der Halsbereich mit involviert werden könnte. Bei Schwellung der Schleimhäute in der Trachea und dem Bronchialbaum droht letztlich Erstickung.

Da sich eine Schülerin von mir unter den Wanderern befand, überlegte sie fieberhaft, wie man diese rasch sich ausbreitende allergische Reaktion stoppen könnte. Sie gab dem Betroffenen einen Stirnstrich mit Apis D 30, einmal mit geöffneten, einmal mit geschlossenen Augen. Danach gab es keine weitere Ausbreitung mehr, und nach ca. 20 Minuten war von der Schwellung, der Rötung und dem Juckreiz nichts mehr zu sehen und zu spüren. Apis hatte blitzschnell die allergische Reaktion zur Normalität hin kanalisiert.

Bei der Nachbesprechung Wochen später kamen wir darauf zu sprechen, dass auf den Waldwegen ohne Namen und ohne besondere Kennzeichen auch ein Notarzt diese Gruppe kaum gefunden hätte, da es keine Orientierungspunkte gab. Hier war also die Kenntnis des Stirnstriches potenziell lebensrettend.

● **Apis ist Weltmeister für allergische Reaktionen.**

Argentum nitricum D 1000, Silbernitrat – Prüfungsangst, Angst um die Familie

- Angst, es könnte etwas passieren
- Hektik, Unruhe
- Prüfungsangst mit Durchfall
- Höhenangst
- Beschwerden durch übermäßige geistige Anstrengung
- Gefühl eines Splitters beim Schlucken
- Verdauungsbeschwerden mit Aufstoßen
- Nervöse Reizbarkeit während der Wechseljahre

Wenn erwachsene Kinder ihre Mutter abends anrufen müssen, um ihr fernmündlich zu bestätigen, dass sie im Urlaub an der richtigen Stelle angekommen sind, dann kann man davon ausgehen, dass die Mutter sich heftige Sorgen um das Wohl der Kinder macht und nicht einschlafen kann, wenn sie nicht genau weiß, dass alles in Ordnung ist.

Vor Prüfungen haben Argentum nitricum Patienten immer einen deutlichen Stuhldrang, sodass häufig nicht nur ein, sondern gleich mehrere Toilettengänge hintereinander nötig sind.

Wenn es vor Prüfungen zum Darmdruck kommt, ist immer Argentum nitricum angezeigt. Kommt es während der Prüfung zu einem Brett vor dem Kopf, sodass der Schüler sich nicht mehr an die Lerninhalte erinnern kann, nimmt man Gelsemium D 1000, den falschen Jasmin oder Aethusa D 1000, den Gartenschierling. Kommt noch das Symptom Zittern hinzu, fällt unsere Wahl meistens auf Gelsemium.

Beispiel

Ein sehr sympathischer Dozent besuchte auf dem Weg zur Universität oder zu seiner Ausbildungsstätte immer vier Cafés, besuchte dort jeweils die Toilette, bezahlte einen nicht bestellten und nicht getrunkenen Kaffee an der Theke bei Kellnerinnen und Kellnern, die ihn bereits kannten und eilte dann zu seiner Fortbildungsstätte weiter.
Erst, als ein tüchtiger homöopathischer Arzt ihm Argentum nitricum in Hochpotenzen gegeben hatte, hörte dieser unselige Stuhldrang auf und er konnte später ohne auch nur ein Café zu betreten seine Vorlesungen halten.

Argentum nitricum ist Weltmeister bei Darmdruck vor Prüfungen und Angst um die Familie.

Arnica D 30, der Bergwohlverleih – Hauptmittel bei allen Blutungen

- Folgen von stumpfen Verletzungen mit Blutungen oder Blutergüssen
- Folgen von Überanstrengung
- Zerschlagenheitsgefühl
- Fühlt sich wohl, trotz lebensbedrohlicher oder schwerster Verletzungen
- Heißer Kopf mit kaltem Körper
- Angst vor Berührung, weil Schmerzen befürchtet werden

Arnika ist das bekannteste und am häufigsten verwendete Mittel der ganzen Homöopathie.
Arnika gibt es fast in jedem Haushalt, da es sich bei Verletzungen aller Art, vor allem aber bei Verletzungen mit Blutung bewährt hat. Bei unblutigen Verletzungen kommt Bellis perennis in Frage, das Gänseblümchen, „die ganzjährige Schöne", wörtlich übersetzt, wenn man sich mit einem Hammer auf den Finger geschlagen hat, während man einen Nagel an der Wand treffen wollte.

Zahlreiche Patienten haben mir berichtet, dass sie vor Operationen und vor Zahnoperationen Arnika in verschiedenen Potenzen eingenommen haben, und dass die Operateure später zu ihnen sagte: „Toll, bei Ihnen war die OP sehr übersichtlich, weil es kaum geblutet hat". Diese Bemerkung fiel auch in jenen Kliniken, die von der Einnahme von Arnika vor der OP nichts gewusst haben. Tatsächlich werden Patienten, die von homöopathischer Therapie berichten, häufig despektierlich behandelt, die Wirkung der Homöopathie wird angezweifelt, sodass viele Patienten von ihrer homöopathischen Zusatztherapie, auch wenn sie erfolgreich ist, nichts berichten, um Spott und Häme aus dem Weg zu gehen.

Häufig geht es in den Kliniken nicht um Wissen oder Erfahrung, sondern um die Bestätigung von Vorurteilen gegenüber der Homöopathie.

Hierzu gibt es auch einige wissenschaftliche Versuche.
Im Reagenzglas konnte der Nachweis für eine Entzündungshemmung bei Zusatz von Arnica erbracht werden.

● **Arnica ist der Weltmeister für Blutungsstillung bei Verletzungen.**

Arsenicum album D 100 Mio., weißes Arsenik – Unverträglichkeiten

- Extreme Ruhelosigkeit
- Panische Angst
- Brennende Schmerzen
- Wässrige Durchfälle durch Lebensmittelvergiftungen
- Großer Durst auf kaltes Wasser
- Trockene, schuppende Hautausschläge mit brennenden Schmerzen
- Perfektionismus
- Zwanghaftes Verhalten
- Kontrollsucht

Arsenicum album, das weiße Arsenik, ist ein Polychrest erster Ordnung, und hat tausende von Symptomen, die es auflösen kann. Alleine sieben Hauptüberschriften kann man von diesem hochwirksamen potenzierten Gift berichten.

Wichtige Überschriften:

Alle Ängste – vor allem: Angst vor Vergiftung, Angst um die Gesundheit
Alle Hauterscheinungen
Entgiftungsmittel
Schwächemittel
Schwere Unruhe mit Bewegungsdrang trotz Schwäche
Klebt wie Uhu, geht und kommt mit Fragen zurück
Unverfrorenheit, Zumutung für den Arzt hinsichtlich aller Fragen
Kleinlichkeit, Pingeligkeit, Genauigkeit, alles muss parallel hängen und stehen
Durst wird nur schluckweise gelöscht. Trinken in kleinen Schlucken.

Hier nehme ich die für mich besonders wichtige Situation heraus: Wird ein Gift vertragen oder nicht vertragen, das ist hier die Frage.

Eine Gabe Arsenicum album C 30 kann unseren Körper in die Lage versetzen, zu entscheiden, ob ein unverträgliches Frühstück drin bleiben kann oder raus muss.

Beispiel

In Nepal hatte ich auf einer Wanderung einen Kollegen, dem nach einem Frühstück elend zumute war, der Schwäche im Magen fühlte und das unbehagliche Gefühl hatte, wird das Frühstück drin bleiben oder muss es wieder heraus? In dieser unsicheren Situation sprach er mich an. Ich gab ihm damals 5 Globuli Arsenicum album C 30 mit der Bemerkung: „Nach einer halben Stunde weiß der Körper, ob er das „Gift" vertragen kann und integrieren kann, oder ob es raus muss." Damit war der Kollege sehr glücklich, weil er seinen Schwächezustand nur schwer ertragen konnte, zumal wir ja real zu Fuß in den Bergen des Himalaja unterwegs waren.
Beim Mittagessen kam er dann zu mir und sagte: „Toll, genau wie Du gesagt hast, das Essen musste raus, jetzt ist es draußen, und mir geht es wieder gut."
Arsen hatte also die Entscheidung beschleunigt – verträglich oder nicht verträglich.
Eine Besonderheit, die es in dieser Kraft nur bei Arsen gibt.

● **Arsen ist der Weltmeister für die Entscheidung über Verträglichkeit oder Unverträglichkeit.**

Barium carbonicum D 1000, Bariumcarbonat – Minderwertigkeitsgefühle

- Entwicklungsverzögerungen bei Kindern
- Infektanfälligkeit
- Beim Schlafen offener Mund und Schnarchen
- Ältere Menschen, die wieder kindisch werden
- Schwindel
- Verwirrtheit
- Schwaches Gedächtnis
- Bluthochdruck

Zusammen mit den beiden Mitteln Anacardium D 30 und Silicea D 1000 ist Barium carbonicum D 1000 ein Mittel, das bei Selbstwertstörungen einen wertvollen Beitrag leistet. Da die Selbstwertstörungen immer schon in der Kindheit entstehen, wird es entweder bei Kindern eingesetzt, oder bei Erwachsenen, die schon lange mit diesen Störungen leben. Es handelt sich hier um zwei Minderwertigkeiten: Das Selbstwertgefühl und das Immunsystem sind beide gestört. Neuroimmunologisch macht das auch Sinn:
Wenn es im psychischen Bereich Beeinträchtigungen gibt, wie Unterdrückungen in der Kindheit, leidet auch das Immunsystem hierunter.

Um das Selbstwertgefühl wieder möglichst vollständig aufzubauen, kann man zusätzlich noch ein Mittel geben, das die Selbstfürsorge, die Selbstakzeptanz und die Selbstliebe fördert: den Selbstfürsorge Komplex Z.

Beispiel

Luisa hat eine erhebliche Entwicklungsverzögerung. Mit ihren 16 Monaten sitzt sie noch nicht, krabbelt nicht und vom Laufen ist keine Rede. Sie hat auch noch keine Zähne.
Luisa hatte einen schweren Start ins Leben.
Ihre Mutter Yasmine hatte nur wenig Ziehen im Bauch, spürte ihre Wehen kaum, als dann die Fruchtblase platzte, wurde der Notarztwagen geholt. Die Hebamme sah, dass der Muttermund komplett offen war, sodass Yasmine die Wehen veratmen sollte, was ihr schwer fiel. Im Spital kam es dann zur Sturzgeburt, nach ca. 1,5 Stunden war Luisa da.

Damals wurde ein Herzfehler gefunden, ein Vorhof Septum Defekt von 1 cm Durchmesser, eine „Lücke".
Nach zwei Monaten wurde eine Kaffeetherapie begonnen, die ermöglichte, dass der Sauerstoffgehalt sich normalisierte. Seither wird die Kaffeetherapie durchgeführt, die anscheinend für 2 Jahre konzipiert war und einen normalen Sauerstoffgehalt des Blutes bewirkte.

Luisa war eine Sternenguckerin, hatte einen Opistotonus, legte den Kopf immer wieder in den Nacken und die Iris rutschte nach oben wie bei einem Bell'schen Phänomen.

Aspektativ fallen die vielen Venen am Kopf und an den Schläfen auf, die an das Mittel Barium carbonicum erinnern. Zusätzlich gibt es repetitive Bewegungen mit der Zunge, die immer wieder an der Oberlippe leckt.

Nach dem Stirnstrich mit den Mitteln Opium C 1000, Aconit D unendlich, Barium carbonicum D 1000 und Caprylsäure D 30 sind diese Bewegungen nicht mehr zu erkennen, auch das Bell'sche Phänomen ist nicht mehr zu sehen.

Beispiel

Bei einer Testung in einem Kurs spüre ich Merles kalte Hände, sehe die feinen durchscheinenden Venen im Ausschnitt und an beiden Unterarmen. Ich teste Silicea D 1000, D 100 Mio. und D unendlich für sie aus. Für die Venen bekomme ich einen schwachen Arm, ein Zeichen dafür, dass hier eine leichte Pathologie vorliegt. Unter Barium carbonicum D 1000 bekomme ich einen starken Arm. Diese Besonderheit der durchscheinenden Venen scheint also spezifisch ein Barium carbonicum Problem zu sein.

Wirkung und akustische Inhalation

Anschließend ist alles stabil. Die Hände wurden schon während der kinesiologischen Testung warm, sodass sie eine akustische Inhalation durchgemacht hat. Das heißt, schon das Hören der richtigen therapeutisch wirksamen Mittel hat bei ihr eine Heilreaktion ausgelöst. Mehrere Kursteilnehmerinnen konnten dieses Phänomen durch die Prüfung der Temperatur der Hände bestätigen.

Barium carbonicum ist Weltmeister für Minderwertigkeitsgefühle und Entwicklungsverzögerung.

Bryonia alba D 100.000, die Zaunrübe – Geiz, Sparsamkeit, Thema Arbeit und Gewinn

- Angst vor Armut und finanziellen Notlagen
- stechende Schmerzen
- Husten
- Pleuritis
- Beschwerden durch Ärger und Zorn
- Reizbarkeit
- Rückenschmerzen durch Stress
- Selbst geringste Bewegungen verschlimmern
- Hält sich die Brust beim Husten
- Erkältungen mit stechenden Kopfschmerzen, trockenem Husten und Fieber
- Braucht Ruhe
- Große Trockenheit der Schleimhäute
- Punktuelle Kopfschmerzen

Bryonia alba, die Zaunrübe, ist ein bewährtes Mittel bei allen Affektionen der Pleura, des Rippenfelles. Beim Husten legt sich der Kranke auf die kranke Seite, um möglichst wenig Bewegung des Rippenfells zu erlauben. Die Stimmung ist häufig grantig, Bryonia ist reizbar und unzufrieden. Sehr unangenehm ist jedoch die Eigenschaft, sich vorwiegend um Finanzielles Gedanken zu machen. Bryonia ist also gut geerdet, und es gibt wenig Raum für die spirituelle Entwicklung.

Bei Julius Mezger liest man in der Materia medica Versuche mit Hunden und Kaninchen. Alle Tiere bekommen Pneumokokken und Staphycoccus aureus in die Pleura injiziert, das eine Pleuraentzündung, eine Pleuritis hervorruft. Die Hälfte dieser Tiere bekommt jetzt Bryonia in einer Tiefpotenz (D6, D 12), die andere Hälfte muss ohne Hilfe mit der Rippenfellentzündung fertig werden.

Bei diesen Versuchen konnte man experimentell nachweisen, dass Bryonia bei der Rippenfellentzündung hilft, die Symptome schneller zu überwinden. Die Tiere mit Bryonia wurden deutlich schneller gesund.

Pathophysiologie

Bryonia hat das besondere Symptom, „Liegen auf der schmerzhaften Stelle bessert." Bei der Rippenfellentzündung macht das Sinn, weil jede Atembewegung bei einer Rippenfellentzündung zu Schmerzen führt. Liegt man auf der kranken Stelle, gibt es weniger Atemexkursionen und weniger Schmerz. Interessanterweise gilt das aber auch für alle anderen Körperteile, so auch die Hüfte.

Beispiel

Ein Kollege hat immer wieder rezidivierende Hüftschmerzen linksseitig. Auf der Skala wechselten diese Schmerzen zwischen Skala = 3 und Skala = 8. Die Schmerzen waren teilweise so heftig, dass der Kollege nachts aufwachte. Die Schmerzen traten auch immer nur im Liegen auf, nicht beim Stehen, Gehen oder tagsüber bei allen Aktivitäten. Auf Empfehlung strich er sich dann Bryonia D 1000 ein. Nach ca. fünf Minuten stellte er fest, dass die Schmerzen vollständig verschwunden waren und dass nur noch ein Druck zu spüren war.

**Bryonia ist Weltmeister
im Anhäufen von Geld
und bei Gelenkschmerzen, die sich unter Druck bessern.**

Caladium D 100 Mio., das Schweigrohr – Hilflosigkeit

- Geräuschempfindlichkeit
- Abneigung gegen Bewegung
- Sexuelle Funktionsstörungen
- Starkes Verlangen nach Nikotin

Caladium seguinum ist ein „kleines Mittel" mit begrenzten Möglichkeiten.
Neben dem Einsatz bei Raucherentwöhnung und Potenzstörungen ist es bei mir im Einsatz bei dem Gefühl der Hilflosigkeit.

Zusammen mit dem Mittel Palladium, das wir aus der Zahnheilkunde kennen, wird es bei Fällen von Traumatisierung eingesetzt. Häufig kommt es während einem Psychotrauma zu dem Gefühl von Hilflosigkeit, keiner ist da, um zu helfen, und dem Gefühl, alleine gelassen zu werden – es gibt zwar Personen, die helfen könnten, das aber nicht tun, weil sie berechnend sind, keinen Mut haben oder die Notlage nicht erkennen können.

Aus dem Repertorium

Patienten, für die Caladium passend ist, zeigen häufig ein außerordentlich großes Verlangen nach Tabak oder Zigaretten. Zudem leiden sie oftmals an sexuellen Funktionsstörungen wie übermäßig starkem sexuellem Verlangen oder Impotenz.
Caladium Erwachsene sind sehr schreckhaft und zucken schnell zusammen. Sie haben Konzentrationsschwierigkeiten und sind vergesslich.
Caladium Kinder wirken erschöpft durch körperliche oder geistige Überforderung. Sie sind oft geistesabwesend, unglücklich und trauen sich nichts zu. Sie wirken gleichgültig und verlieren schnell das Interesse.

**Caladium ist Weltmeister
bei dem Gefühl der Hilflosigkeit.**

Cantharis D 30, die Spanische Fliege – Verbrennungen

- Verbrennungen, Verbrühungen, Brandblasen
- Blasenentzündungen
- Brennende Schmerzen während und nach dem Wasserlassen
- Anhaltender Harndrang mit krampfartigen Unterleibsschmerzen
- Manische Zustände
- Brennende Schmerzen in erkrankten Körperteilen
- Krämpfe

Cantharis, die Spanische Fliege, ist im Cantharidenpflaster enthalten und wird bei Rückenschmerzen und Ischialgien aufgelegt. Lässt man dieses Pflaster aber zu lange auf der Haut, gibt es Hautverbrennungen wie beim Sonnenbrand oder der Verbrühung, mit Rötung, Schmerz und Blasenbildung. Diese Patienten machen dann eine unfreiwillige Arzneimittelprüfung der Spanischen Fliege durch, ohne es zu wissen. Da diese Verbrennungen zweiten Grades eine Ähnlichkeit zur Gürtelrose haben, kann Cantharis auch bei einer Zosterneuralgie eingesetzt werden.

Beispiel

Als ich mich selbst an einem Toaster 2023 einmal verbrannt hatte, gab es einen heftigen brennenden Schmerz an dem betroffenen Finger. Nachdem ich mir fünf Minuten hintereinander Cantharis in den Potenzen D 6, D 12, D 30, D 200, D 1000, D 100.000 und D 100 Millionen eingegeben hatte, war der Schmerz weg, und die Haut am Finger war bis auf einen gelblichen runden Kreis von 8 mm Durchmesser unversehrt. Es gab keinen Schmerz mehr. Der „runde Kreis“, eine kleine Hautverdickung, fiel eine Woche später ab.

Cantharis hatte alle Stadien der Verbrennung weg retuschiert. Ein phänomenales Erlebnis, wenn „nichts" zurückbleibt nach einer Verbrennung, die mit einem heftigen Schmerz begonnen hatte.

Beispiel

Bei einer Wanderung im Himalaya 1988 hatte ich mir auf den freiliegenden Schultern einen heftigen Sonnenbrand zugezogen. Nachdem ich das erkannt hatte, nahm ich Cantharis C 30 Globuli ein. Danach kam es zu einer so heftigen Erstreaktion, dass ich dachte, dieses Teufelszeug werde ich nie wieder verwenden. Die Erstreaktion dauerte aber nur ca. fünf Minuten, danach kam es zu einem sehr angenehmen Wärmegefühl, und das Stechen und Brennen in der Haut war nicht mehr zu spüren. Danach änderte ich meine Meinung über Cantharis und setzte es seither mit sehr sicherem Erfolg bei Blasenentzündungen und bei Sonnenbrand ein.

Cantharis ist Weltmeister
bei allen Verbrennungen und Blasenentzündungen.

Acidum caprylicum D 30, die Caprylsäure – Pilzinfektionen, Wirkungsverstärker

Die Caprylsäure ist ein Extrakt aus Kokosöl. Caprylsäure gehört zu jenen Fettsäuren, aus denen der Körper sehr schnell Energie beziehen und Reserven aufbauen kann. Das Öl verfügt außerdem über eine ausgezeichnete Wirkung gegen Bakterien, Pilze und Viren.

Chemie

Caprylsäure ist der Trivialname für die Carbonsäure Octansäure (ein C – 8 Körper), eine gesättigte Fettsäure mit der Summenformel C8 H16 O2. Der Name leitet sich wie bei der Capronsäure (ein C – 6 Körper) und der Caprinsäure (ein C – 10 Körper) aus dem Lateinischen capra oder caper für Ziege beziehungsweise Ziegenbock ab, nach dem Ziegengeruch der Fettsäure.

Beispiel

Am 27.09.2023 sah ich eine Patientin, die inzwischen einen Miniaturbauernhof betreibt, die über multiple Schmerzen und Beschwerden im Rahmen einer vermuteten Fibromyalgie berichtete. Bei einer Histaminunverträglichkeit und Glutenallergie kam die Caprylsäure in der D 30.

Beispiel

Bei einer biografischen Aufarbeitung von Ängsten, die seit der Geburt bestanden, war es erforderlich, sieben größere Traumata im Laufe des jetzt 66 jährigen Lebens aufzulösen.
Nachdem ich alle Angst auflösenden Mittel per Stirnstrich eingegeben hatte, gingen die Ängste auch von Skala 10 auf Skala 8 zurück.

Beim nächsten Stirnstrich nahm ich die gleichen Mittel, und zusätzlich noch die Caprylsäure in der D 30. Jetzt waren die Ängste plötzlich auf Skala = 0 zurück gegangen, sie waren nicht mehr zu spüren, und die Patientin, die immer unruhig war und nie still sitzen konnte, sagte völlig konsterniert: „Ich kann jetzt erstmals ruhig sitzen".

Diese schnelle Wirkung war dermaßen erstaunlich, dass ich kinesiologisch nachprüfte, welches der bisher gegebenen Mittel das beste gewesen sei. Und hier kam die erstaunliche Antwort „aus dem Arm": Das wirksamste Mittel gegen die Ängste war die Caprylsäure D 30 gewesen. Möglicherweise verstärkt die Caprylsäure die Wirkung der konventionellen Mittel, oder sie ist so stark, dass sie auch als alleiniges Mittel Ängste auflösen kann.

- **Caprylsäure D 30 ist der Weltmeister für die Verstärkung der gefundenen Mittel, Allergien und Pilzinfektionen.**

Capsicum D 30, der spanische Pfeffer, die Paprika, die Pfefferschote – Heimweh

- Schmerzstillende Wirkung
- Reduziert durch Herpes verursachte Nervenschäden
- Beseitigt Schmerzen bei diabetischer Neuropathie
- Steigert den Stoffwechsel und verbrennt mehr Kalorien
- Hat eine starke entzündungshemmende Wirkung
- Übergewicht
- Heimweh
- Stechende und brennende Schmerzen
- Ständiges Frieren
- Halsentzündung mit brennenden Schmerzen nicht beim Schlucken, sondern schlimmer zwischen den Schluckakten
- Gerötetes Gesicht mit erweiterten, roten Blutgefäßen auf der Nase und im Gesicht

Capsicum hat sich bei Heimweh sehr bewährt. Da Heimweh ein für Psychologen, Heilpraktiker und Ärzte und vor allem Eltern unlösbares Problem darstellt, das sich nicht durch rationales Vorgehen beheben lässt, ist Capsicum ein wertvolles und unverzichtbares Mittel für diese besondere Art des Seelenschmerzes.
Ähnlich wie bei dem traurigen Gefühl der Heimatlosigkeit der Dumortierit in der D 30 wirksam ist, kann Capsicum das Heimwehgefühl in kurzer Zeit auflösen.

Beispiel

Ein 10 Jahre alte Junge geht das erste Mal mit seiner Klasse in ein Schullandheim, in eine schulische Auszeit. Jeden Abend ruft er seine Mutter an, sie solle ihn doch dringend abholen, er halte das hier nicht mehr aus. Tränen fließen. Die Mutter, die in der gleichen Klinik wie ich arbeitete, fragte nach einer homöopathischen Lösung. Ich gab ihr Capsicum D 30 Globuli. Nachdem ihr Sohn diese Globuli erhalten und genommen hatte, verflog das Heimweh und es gab keine abendlichen Anrufe mehr. Jetzt war die Mutter besorgt, ob alles in Ordnung wäre. Besorgtheit über das Wohlergehen in der Familie: Argentum nitricum. Eine Dosis mit der D 1000 konnte dann die Sorgen der Mutter zerstreuen, sodass beide, Mutter und Kind, von der Wirkung des homöopathischen „Weltmeisters" profitiert haben.

- **Capsicum ist der Weltmeister für Heimweh.**

Causticum D 1000, gebrannter Marmor – verletztes Gerechtigkeitsgefühl

- Beschwerden durch Kummer
- Unfreiwilliger Harnabgang beim Husten, Niesen oder Lachen
- Nächtliches Bettnässen bei Kindern durch Kummer
- Schlecht heilende Wunden nach Verbrennungen oder Bestrahlungen
- Rissige, harte Warzen
- Großes Mitgefühl
- Brennen, Rohheit, Wundheit im Hals

Causticum ist gebrannter Marmor. Obwohl die Herstellung durch Hahnemann nicht restlos geklärt ist, ist der Marmor fester Bestandteil der Materia medica geworden. Es sind einfühlsame Menschen, die Ungerechtigkeit nicht ertragen können und daher auch auf die Barrikaden gehen.

Zusätzlich ist Causticum das Hauptmittel für Lähmungserscheinungen, sodass es auch bei der Multiplen Sklerose, der Encephalitis disseminata angewendet werden kann.

Causticum ist der Weltmeister für das verletzte Gerechtigkeitsgefühl.

Chamomilla D 30, D unendlich, die echte Kamille – Zorn

- Reizbarkeit, Ungeduld
- Eine Wange rot, die andere blass
- Zahnungsbeschwerden mit grünlichem Durchfall
- Bauchkrämpfe
- Sehr empfindlich gegenüber Schmerzen
- Bauchkrämpfe gestillter Kinder nach einem Wutausbruch der Mutter

Die echte Kamille ist ein wichtiges Mittel für die Kinder. Wenn sie von aufregenden Geburtstagen kommen und eine Wange rot, die andere hell ist, zeigt das die vegetative Unausgeglichenheit, die durch Chamomilla rasch ausgeglichen werden kann. Das Einschlafen wird hierdurch erheblich gefördert. Chamomilla ist auch das Rumpelstilzchen, das bei der Nennung seines Namens einen solchen Wutanfall bekommt, dass es mit seinem Fußtritt die Erdkruste durchstößt und sich so bis in den Erdmittelpunkt tritt. Ein Bild höchsten Zorns und höchster Unbeherrschtheit. Ich verwende Chamomilla hauptsächlich bei Wut und Zorn.

Bei Zahnungsbeschwerden bei Kindern und entsprechender Reizbarkeit, Quengeligkeit und Schlaflosigkeit ist es unendlich wertvoll, weil sich der Schlaf einstellt trotz des Juckreizes in den Zahnleisten.

Chamomilla ist Weltmeister bei Zahnung, Zorn und Wut.

Cocculus D 30, die Kockelskörner – Schwindel

- Reiseübelkeit
- Schwindel mit Übelkeit und Brechreiz
- Bewegungsstörungen
- Erschöpfungszustände
- Schlafstörungen
- Geschwächte Leistungsfähigkeit durch gestörten Schlaf (z.B. Nachtwachen, Jetlag, Schichtarbeit)
- Erschöpfung durch Sorge um einen geliebten Menschen
- Schwäche im unteren Rücken während der Menstruation

Cocculus ist ein Nervengift, das auf das periphere als auch das zentrale Nervensystem wirkt. Anwendungsgebiete sind Übelkeit, Reisekrankheit, Schwindel und depressive Verstimmungen. Cocculus bewährt sich auch bei Schlafmangel und Jet-Lag. Es handelt sich um den Extrakt der Kockelskörner aus den getrockneten Früchten des Cocculus-Strauches.
Diese Früchte sind rund und haben einen Durchmesser von circa einem Zentimeter. Der Cocculus-Strauch wächst in Asien und gehört zu den Mondsamengewächsen, einer Lianenart. Die Pflanze ist durch enthaltene Alkaloide (Palmatine, Magnoflorine, Berberine, und Colunibamine) psychoaktiv.

Beispiel

Ricarda leidet seit ihrer Kindheit unter der Reisekrankheit. Immer, wenn sie mit einem Fahrzeug, einem Auto oder ein Omnibus unterwegs ist, bekommt sie Schwindel mit Übelkeit, nicht selten muss sie sich dann auch erbrechen. Als ich Ricarda das erste Mal sah, saß sie in einem Kleinbus in der ersten Reihe, damit sie dort die Erschütterungen des Fahrzeugs am wenigsten spüren sollte.

Nachdem sie Cocculus D 30 eingenommen hatte, verschwand diese seit 50 Jahren bestehende Problematik innerhalb eines Tages. Da wir an der Vollständigkeit des Mittel interessiert waren, setzten wir uns auf einer extrem holperigen Straße in einem Geländewagen ganz nach hinten, wo wir regelmäßig gegen das Verdeck des Wagens geschleudert wurden, weil die Straßen auf der Insel Olchon in schlechtem Zustand waren. Selbst unter diesen Extrembedingungen kam weder Schwindel noch Übelkeit auf. Cocculus hatte Ricarda einen ausgezeichneten Dienst erwiesen.

Beispiel

Die sehr fähige Reiseleiterin Bärbel hatte uns durch Grönland geführt. Anschließend an unsere Wandertour hatte sie vor, die Nordwestpassage anzutreten, die Wasserstraße, die zwischen Grönland und Kanada nach Norden führte. Diese Passage zeichnet sich durch hohen Seegang und wilde Wetterlagen aus, sodass man hier am ehesten die Reisekrankheit bekommen kann, Schwindel, Übelkeit, Erbrechen, grüne Farbe im Gesicht und weiche Knie. Da sie unter diesen Bedingungen immer mit Übelkeit und Schwindel reagiert hatte, hatte ich ihr zur Prophylaxe Cocculus C 30 mitgegeben. Einige Wochen später kam eine Karte aus Österreich, sie hätte die Passage sehr gut überstanden und wäre die einzige Person gewesen, die nicht über der Reling gelegen hatte und sich übergeben hätte. Cocculus hätte ausgezeichnet gewirkt.

Beispiel

Der zwei Jahre alte Henri war auf der Autofahrt nach Bad Soden – Salmünster unruhig gewesen und hatte sich erbrochen. Für die Rückfahrt gab ich der Mutter Cocculus D 30 mit. Henri nahm einen Globulus zu sich, und schon die Rückfahrt ging problemlos. Keine Unruhe, kein Erbrechen.

● **Cocculus ist der Weltmeister für Schwindel mit Übelkeit.**

Coccus cacti D 30, die Sabadillelaus – Lösung von zähem Schleim, Mucoviszidose

- Trockener, krampfartiger Husten
- Fadenziehender Auswurf beim Husten
- Brechreiz beim Zähneputzen
- Geleeartiger Ausfluss bei Frauen
- Menstruationsblutung klumpig, fließt vor allem bei Liegen und in der Nacht

Coccus cacti, die Conchenille Laus oder Sabadille Laus oder Rote Schildlaus wandert auf amerikanischen Kakteen herum und zeichnet sich durch die knallrote Farbe aus. Diese rote Farbe findet auch Verwendung beim Lippenstift und dem Nagellack und gibt dem Campari seine rote Farbe.

In der Homöopathie gibt man Coccus cacti bei krampfartigen Hustenanfällen wie Keuchhusten, Asthma und Kitzelhusten, auch bei Entzündungen der Luftwege mit fadenziehender Schleimbildung. Das Mittel wird ebenfalls eingesetzt bei chronischen Entzündungen der Harnwege sowie bei Nierenbeckenentzündungen und Nierengrieß.

Eine Besonderheit ist der äußerst zähe Schleim, der nicht geschluckt werden kann und so zäh ist, dass man ihn meterweit auseinanderziehen kann, ohne dass der Faden abreißt.
Ein Problem ist die extrem empfindliche Mundschleimhaut, die bei Berührung sofort einen lange anhaltenden Würgereiz auslöst.

Beispiel

Ein Patient aus dem Balkan kam zur Aufnahme in eine Rehabilitationsklinik mit Magenschmerzen, die schon seit 10 Jahren bestanden. Bisher konnte er nicht gastroskopiert werden, weil er immer würgen musste. Als ich eine Gastroskopie bei ihm versuchte, betäubte ich zunächst den Rachen mit einem Lokalanästhesie Spray. Danach kam es sofort zu einem Würgereiz, der ca. 30 Minuten anhielt, sodass die Wirkung des örtlichen Betäubungsmittels längst verflogen war, als das Würgen endlich aufhörte. So konnte man tatsächlich keine Magenspiegelung durchführen. Nachdem ich ihm Coccus cacti D 30 gegeben hatte, konnte ich den Spray auftragen, ohne dass es zu einem Würgereiz gekommen wäre! Danach konnte ich die Magenspiegelung problemlos durchführen.

- **Coccus cacti ist der Weltmeister für zähe Schleimlösung.**

Coffea D 30, D 100 Mio. – das Gedankenkarussell

- Kinder sind abends völlig überdreht
- Einschlafen schwierig durch Gedankenandrang
- Schlaflosigkeit durch Freude oder Überraschungen
- Nervosität und innere Unruhe durch Kaffee

Coffea arabica, so die Sorte, im Gegensatz zu Coffea robusta auf Kuba, ist ein wertvolles Mittel für jene Patienten, die wenig Kaffee vertragen und ihn doch lieben. Für eine bessere Verträglichkeit kann man vor jeder weiteren Tasse Kaffee Coffea D 30 geben. Falls man das Gedankenkarussell anhalten möchte, das einen Patienten abends vom Schlafen abhalten kann, wäre Coffea in der D 100 Mio. zu empfehlen.

Schließlich gibt es bei Voegeli eine kurze Geschichte, bei der Coffea D 30 bei Beschwerden durch Freude eingesetzt wird.

Beispiel

Ein Student kommt nach Hause und bekommt jedes Mal bei der Begrüßung seiner Eltern einen asthmatischen Anfall. Voegeli fragte damals, ob es Schwierigkeiten mit den Eltern gäbe, Abneigungen, Konflikte, Ablehnungen? Der Student sagte: „Nein, im Gegenteil, ich freue mich unmäßig, wenn ich wieder zu Hause bin." Voegeli deutete das als „Beschwerden durch Freude", gab ihm Coffea, und danach traten keine Anfälle von Atemnot mehr auf, wenn er in den Semesterferien nach Hause kam.

Beispiel

Als ich nach einem längeren Krankenhausaufenthalt mit mehreren Traumatisierungen endlich grünes Licht bekam, dass ich am Folgetag nach Hause reisen durfte, freute ich mich so, dass ich nicht schlafen konnte.

Eingedenk der eindrucksvollen Geschichte von Voegeli bat ich die zuständige Schwester, mir einen großen Pott Kaffee zu machen. Tatsächlich bekam ich diesen mitten in der Nacht – es war gegen 4 Uhr früh – und nach diesem Trank von Coffea arabica, wenn auch in der Urtinktur und nicht potenziert, fiel ich ein einen wunderbaren Tiefschlaf. In diesem Fall hatte mir die Urtinktur den Schlaf trotz erheblicher Beschwerden durch Freude ermöglicht.

● **Coffea ist Weltmeister für das Gedankenkarussell.**

Colchicum D 30, die Herbstzeitlose – Geruchsempfindlichkeit

- Überempfindlichkeit gegenüber Gerüchen
- Übelkeit, Erbrechen, Ohnmacht ausgelöst durch Gerüche
- aufgeblähter Bauch
- Gelenkentzündungen schlimmer durch geringste Bewegung oder Berührung
- Eisige Kälte oder Brennen im Magen
- Hochgradige Erschöpfung

Colchicum, die Herbstzeitlose, hat zwei wichtige Indikationen, die rheumatischen Gelenkschmerzen, die bei einer Gicht auftreten, aber auch bei aktivierter Arthrose und bei chronische Polyarthritis, und die spezifische, nur hier so ausgeprägte Empfindlichkeit gegen Gerüche.

Beispiel

Eine Patientin berichtete mir, dass sie heftige Übelkeit empfindet, wenn sie auf der Straße an einer Frau vorbeigeht, die stark parfümiert ist. Dabei empfindet sie eine Art Schwindel mit Gangunsicherheit und muss sich dann setzen, um das Ende der aufkeimenden Übelkeit abzuwarten.

Colchicum ist der Weltmeister für Beschwerden bei Geruchsempfindlichkeit.

Crotalus horridus D6, D12, D30, die Klapperschlange – Rechtschreibschwäche

- Blutungen aus jeder beliebigen Körperöffnung, dunkles Blut
- Blutiger Schweiß, blutige Tränen
- Rechtsseitige Lähmung
- Völlige Erschöpfung
- Erbrechen nach dem Verzehr von verdorbenem Fleisch
- Bösartige Erkrankungen der Gebärmutter mit Blutungsneigung

Crotalus horridus, die in Amerika lebende Waldklapperschlange, wird auch die rechtsseitige Lachesis genannt. In einem Vortrag auf der Medizinischen Woche in Baden – Baden wurde die Fähigkeit des Mittels für Konzentrationsstörungen und Rechtschreibfähigkeit erklärt. Das Erklärungsmodell schien mir waghalsig.

Beispiel

Der Effekt von Crotalus horridus D 6, D 12, D 30 auf die Rechtschreibung konnte von mir bei einem Schüler mit Rechtschreibschwäche eindeutig erhärtet werden. Unter dem Einfluss von Crotalus kam es in einem Fach zu einer 3-fach besseren Rechtschreibung als vor Einnahme des Mittels, einmal zu einer 7-fachen Verbesserung. Die statistische Aufarbeitung befindet sich in dem Buch Abenteuer Homöopathie, Band 1.

Beispiel

Bei einer Arzneimittelprüfung von Crotalus horridus Potenzakkord im November 2005 kam es zu Gesprächigkeit, Heiterkeit, Lust zu tanzen und einer ausgelassenen Stimmung wie bei einer Party.

Das Gangbild wurde unsicher, es kam Schwindel auf, die Fähigkeit, gerade zu schreiben schlug um in eine Schrift, die wie bei einer Schlange nicht mehr gerade, sondern wellenförmig ausfiel. Eine Person hatte so starke Gangstörungen, dass sie nach der Mittagspause eine Beule mit in den Kurs brachte, da sie einem Laternenpfahl nicht mehr ausweichen konnte, der auf sie zuzukommen schien. Die Konzentration war gestört, sodass nicht mehr gearbeitet werden konnte.
In dieser Situation wurde das Mittel Crotalus horridus D 6, D12, D 30 manuell mit einem Stirnstrich von oben nach unten „weggenommen". Wenige Minuten später konnten die Kollegen dem Kurs wieder folgen und die Stimmung war wieder ausgeglichen und nicht mehr hypomanisch.

Beispiel

Eine Nachbarin hatte Oberbauchkoliken rechtsseitig, die von zwei Leberzysten herzurühren schienen. Schmerzen durch Leberzysten sind mir außer in diesem Fall sonst nie begegnet. Hier schienen Askariden Würmer die Ursache der Zysten zu sein. Entsprechend kam das Mittel Crotalus horridus von FMS (Firmenname) im Potenzakkord D 6, D 12, D 30. Nach drei Monaten gab es eine Kontrollsonografie, die zeigte, dass beide Leberzysten verschwunden waren.
Falls Zysten abgekapselte Parasiten sind, könnte man diese grundsätzlich mit Crotalus horridus behandeln. Hier wäre dann die Ähnlichkeit zwischen Zyste und Crotalus nicht unbedingt über die Ähnlichkeit der Symptome zu sehen, sondern in der Ähnlichkeit des Körperaufbaus zwischen Askariden und Klapperschlange.

Crotalus horridus ist der Weltmeister für die Rechtschreibschwäche.

Cuprum metallicum D 1000, das metallische Kupfer – Muskelentspannung

- Krampfanfälle
- Anhaltender Schluckauf
- Krampfartige Schmerzen
- Krampfartige Hustenanfälle
- Muskelverkrampfungen, Wadenkrämpfe
- Abwechselnd Ekzeme und Durchfall
- Zu Fäusten geballte Hände mit eingeschlagenen Daumen
- Folgen von unterdrückten Hautausschlägen
- Nervliche und körperliche Erschöpfung durch Schlafmangel

Das metallische Kupfer, lateinisch cuprum oder cyprum hat der Insel Zypern den Namen gegeben. Im Altertum wurde dort Kupfer angebaut. Herodot berichtet, dass die Arbeiter in den Kupferminen grünlich schimmernde Haare hatten – Kupferspan im Haar.

Cuprum metallicum hat noch viele Salze, so das Cuprum aceticum, Cuprum sulfuricum und Cuprum cyanatum. Mit Cuprum cyanatum, dem blausauren Kupfer, hatte H. V. Müller einen schweren Fall von Schizophrenie geheilt. Der Fall ist in einem seiner drei Bände „Die Lieblingsfarbe zur Auffindung des Simillimum in der Homöopathie", im Haug Verlag erschienen.

In meinem Bereich verwende ich Kupfer in erster Linie, um die quergestreifte willkürliche oder die glatte, unwillkürliche Muskulatur zu entspannen. Wenn ich extreme Muskelverspannungen vorfinde und Cuprum metallicum nicht mehr ausreicht, greife ich zum Tetanus Toxin D 30, das auch die schlimmsten Muskelverspannungen entspannen kann.

Dieses kann man zur Ausleitung nach schlecht vertragener Tetanus Impfung verwenden, oder man nimmt den Aspekt der Ähnlichkeit.

Weitere Indikationen sind die Epilepsie und der Asthmaanfall.

Beispiel

Ein Dackel in unserer Nachbarschaft hatte eine Epilepsie, sodass er täglich dreimal unter sich ließ. In dieser schwierigen Situation erreichte mich der Hilferuf. Für die Epilepsie gab ich Cicuta virosa D 30 und Cuprum metallicum D 30, jeweils 3 Globuli pro Woche. Hierunter ließen die Anfälle spürbar nach, sodass der Hund nur noch ein bis zwei Anfälle pro Monat hatte und somit behalten werden konnte. Nach 12 Jahren erhielt ich ein weiteres Dankesschreiben, als der Hund verstorben war. Die Hundebesitzer erinnerten sich an mich und die erfolgreiche Therapie und sagten mit dem Ende des Hundelebens noch einmal Dank für die Ermöglichung des Verbleibens des Dackels in der Familie.

- **Cuprum ist der Weltmeister bei Muskelverspannungen.**

Dumortierit D 30 – Heimatlosigkeit

2007 hatte ich an mehreren Wochenenden 84 Edelsteine auf D 30, D 1000 und D 100 Mio. potenziert und geprüft. Dabei gab es mehrere Überraschungen. Bei den Edelsteinen Türkis und Rosenquarz gab es bei zwei verschiedenen Potenzen zwei verschiedene Indikationsbereiche.
Rosenquarz in der D 1000 war in der Lage, Kieferprobleme zu lösen, in der D 100 Mio. war er für den Strahlenschutz geeignet. Türkis in der D 1000 war geeignet gegen Fremdenergie und Besetzungen, während er sich in der D 100 Mio. zur Enttraumatisierung eignete und ähnliche Eigenschaften wie Opium zeigte. Die größte dieser Überraschungen fanden wir bei dem blauen Edelstein Dumortierit, der in der D 30 Heimatlosigkeit auflösen konnte, in der D 1000 bei Alkoholproblemen gut war und in der D 100 Mio. Fremdenergien beseitigen konnte.

Am häufigsten wird er von mir bei der Auflösung von Fremdenergie verwendet, also in der D 100 Mio. In dieser Form ist er auch im Schutz Komplex Z enthalten, jenem Komplex, der Fremdenergien von uns fern halten soll.

Dumortierit D 30 ist der Weltmeister für das Gefühl der Heimatlosigkeit.

Familienaufstellung D 1000 – Lösen der Knoten im Geflecht der Generationen

Der Familienaufstellung nach Hellinger liegt die Idee zugrunde, dass alle Mitglieder einer Familie durch emotionale Bande miteinander verknüpft sind. Sind diese Verbindungen gestört, zum Beispiel, wenn ein Kind seine Eltern hasst oder wenn der Kontakt zwischen Familienmitgliedern abreißt , kann dies zu psychischen Problemen oder Krankheiten bei Mitgliedern der Familie führen.
Diese Annahme verbindet Hellinger mit konservativen Wertvorstellungen. Er geht davon aus, dass jede Familie eine natürliche, streng hierarchische Ordnung habe: An höchster Stelle stehe dabei der Mann, ihm folge die Frau und anschließend die Kinder in der Reihenfolge ihrer Geburt.
Wird diese natürliche Ordnung gestört, indem ein Mitglied aus der Familie ausgeschlossen oder von den anderen nicht angemessen geachtet wird, werde laut Hellinger die „Familienseele" mit Krankheiten bestraft. So könne es sein, dass sich nahe Angehörige, aber auch später lebende Nachkommen mit dem Schicksal des Ausgeschlossenen identifizieren würden. Diese „unbewussten Verstrickungen" können laut Hellinger Krankheiten bei den betroffenen Angehörigen oder Nachkommen auslösen und zwar sowohl psychische Erkrankungen wie Depre- ssionen als auch körperliche Krankheiten wie Allergien oder Krebs. Während der Aufstellung geht es darum, die natürliche Ordnung in der Familie wieder herzustellen und dadurch die Krankheitsproblematik aufzulösen.

Die Aufstellung wird von Bert Hellinger meist dramaturgisch wirksam auf einer Bühne in Szene gesetzt. Dabei wird eine Person aus dem Publikum, die ein Problem bearbeiten möchte, auf die Bühne gebeten.

Zunächst stellt Hellinger Fragen zur Problematik und zum Lebenshintergrund. Dabei geht es vor allem darum, „ausgeschlossene" oder „missachtete" Mitglieder der Großfamilie aufzuspüren. Dies kann zum Beispiel ein geschiedener Partner sein, aber auch ein abgetriebenes oder tot geborenes Kind oder ein früh im Krieg gefallener Urgroßvater.

Tatsächlich gibt es jede Menge Kritik an der Art und Weise, wie die Familienaufstellung praktiziert wird. Von betroffenen Patient:innen habe ich immer wieder gehört, dass Wunden bei der Familienaufstellung geöffnet wurden, aber nicht mehr geschlossen werden konnten. Insofern stehe ich der Familienaufstellung selbst kritisch gegenüber. Aus meiner Sicht ist der Schwachpunkt der Therapeut, der oft keine systemische Ausbildung besitzt.

Die Idee, schwierige Familienverhältnisse durch eine Methode aufzulösen, scheint mir hingegen therapeutisch sehr wertvoll zu sein. Ich verwende also bei dem Begriff Familienaufstellung die Idee der Befriedung innerhalb eines Familienclans, ohne die Methode und den Therapeuten zu berücksichtigen.

Überlegungen zur Sippenhaft

Colitis ulcerosa, Morbus Crohn und Diverticulitis sind schwere Darmentzündungen, die so irregulär verlaufen, dass es Schübe gibt, die einen chirurgischen Eingriff erzwingen, um die Darmfunktion aufrecht zu erhalten. Eine Ursache von diesen Erkrankungen konnte bisher nicht gefunden werden. Die konservative Therapie mit Cortison und Sulfasalazin ist oft unzureichend.
Im Sinne der Sippenhaft könnte man sich vorstellen, dass ein Patient mit einer Colitis ein Vergehen eines anderen Familienmitgliedes „ausbadet".

Falls dieses Bild einigermaßen zutreffen sollte, wäre die Familienaufstellung in potenzierter Form ideal, um den Familienfrieden wieder herzustellen, den Patienten aus der Sippenhaft zu entlassen und ihm so die vollständige Genesung wieder zu ermöglichen.

Beispiel

Eine jetzt 40 Jahre alte Frau erkrankt mit 18 Jahren an einer Colitis ulcerosa, nachdem ihr Freund durch einen Unfall verstorben ist. Hier kommen in erster Linie Mittel in Frage, die die Trauer um den Verlust auflösen können. Unter der Wirkung von Familienaufstellung D 1000 und dem homöopathischen Simile Argentum nitricum D 1000 gelang hier innerhalb von ca. 8 Wochen eine Restitutio ad integrum, eine Wiederherstellung der über 20 Jahre verloren gegangenen Gesundheit. Vorher gab es täglich 30 dünne Stühle, nach acht Wochen gab es ein bis drei geformte Stühle. Die Lebensenergie kehrte zurück und die junge Frau konnte mit 40 Jahren ein neues Leben starten. Diese stabile Gesundheit dauerte jedenfalls mindestens fünf Jahre an, bevor die Kontakte abrissen.

● **Familienaufstellung ist der Weltmeister bei der Therapie von chronischen Darmentzündungen.**

Horoskopverschiebung D 30 – Zurechtrücken des Geburtsdatums

Im Bereich der Stundenastrologie oder des Stundenhoroskops, bei dem es nicht nur um Tage, sondern um die Genauigkeit von Stunden geht, ist auch eine Verschiebung von Konstellationen bekannt. Bei Pechvögeln, die anscheinend zur falschen Zeit geboren wurden oder bei problematischen Geburten, bei denen die Babys schon Wochen vorher geholt werden und somit ihrem eigentlichen Sternbild entfremdet werden, kann es nützlich sein, das Horoskop energetisch zu verschieben. Das macht man jedoch nur, wenn man durch den kinesiologischen Test einen Anhaltspunkt dafür hat, an der Geburtsstunde etwas zu ändern.

Beispiel

Ein Patient hat nach einem schweren Unfall einen großen Teil seiner Kraft und seiner Fähigkeiten verloren. Während er früher agil, fleißig, gewandt und in vielen Bereichen fähig war, hat er jetzt durch sein schweres Schädelhirntrauma mit multiplen Schädelbrüchen, einem Schädelbasisbruch und der Folge weiterer Verletzungen nur noch die Fähigkeit, die wichtigsten Dinge des Alltags wie Anziehen und den Toilettengang zu bewältigen. Anscheinend kommen ihm einige Planeten in seinem Aszendenten in die Quere. In solchen schweren Fällen gebe ich zu den Mitteln wie Verletzungs Komplex Z, Trauma Komplex Z und Helleborus D 1000 (für die Verlangsamung) die Horoskopverschiebung D 30 hinzu.

Die Horoskopverschiebung ist der Weltmeister für die Zurechtrückung der Geburtsstunde.

Hyoscyamus D 30, das Bilsenkraut – Weltmeister beim Wahnsinn

- Seelische Affekte, Gemütsbewegungen
- Eifersucht, unglückliche Liebe
- Kummer
- Persönlichkeitsstörungen nach Kopfverletzungen

Das Bilsenkraut ist eine giftige Pflanze aus der Familie der Solanaceen, der Nachtschattengewächse.
Zu Zeiten der Inquisition wurde eine Hexensalbe verwendet, um Kandidatinnen für eine Verbrennung (zur Rettung ihrer Seelen) so nervlich zu irritieren, dass sie bei den inquisitorischen Verhören Unsinn redeten, und zum Beispiel Begegnungen mit teuflischen Wesen berichteten. Hierzu wurde Belladonna, die Tollkirsche und das Bilsenkraut, Hyoscyamus und andere Pflanzen wie die Alraune verwendet. Bis zum Reinheitsgesetz von 1516 in Bayern konnten Samen von Bilsenkraut dem Bier zugesetzt werden. Da dies den Rausch verstärkte, wurde der Zusatz von halluzinogenen Drogen mit dem Reinheitsgesetz von Bier verboten.

Hyoscyamus setzt man ein beim Husten, aber vor allem bei halluzinogenen Zuständen wie Erregung, Manie, Eifersucht, Gefühl, vergiftet zu werden. Hierbei sind die mentalen Fähigkeiten enorm eingeschränkt und eine rationale Diskussion ist nicht mehr möglich.

Beispiel

Eine extrem eifersüchtige Person rief in der Klinik ständig und ohne Unterbrechung an. Sie dachte, unsere Psychologen versuchen, ihren Freund, der bei uns in der Rehabilitation war, von ihr abspenstig zu machen.

Sie war rasend vor Eifersucht und Misstrauen. Ein persönliches Gespräch mit dem Freund endete ohne Ergebnis, sodass die Telefonate fortgesetzt wurden. Da das Telefon definitiv blockiert war durch diese Anrufe, suchte ich nach einer Lösung. Ich stellte mir die Frage, welches Mittel diese Person benötigen würde. Redet wie ein Wasserfall, lässt sich nicht beeinflussen, wahnhafte Vorstellungen, wahnhafte Eifersucht, Fehlen der rationalen Komponente. Das waren die Leitsymptome von Hyoscyamus. Damals schickte ich ihr also die Information mental über den Äther zu. Ich nahm Hyoscyamus D 100 Millionen. Nach dieser Ferntherapie waren die Anrufe plötzlich weg, und wir hatten eine ruhige Nacht vor uns. Hyoscyamus D 100 Mio. hatte den Wahnsinn, die Eifersucht beendet und den klaren Kopf mit dem klaren Denken wieder hergestellt. Mein Nachtdienst war gerettet.

Hyoscyamus ist Weltmeister,
wenn es darum geht, eine wahnhafte Idee
oder einen wahnhaften Gemütszustand zu beenden.

Ignatia D 1000, die Ignatiusbohne – Kränkungen auf allen Ebenen

- Widersprüchliche Symptome
- Durstlosigkeit während Fieber
- Beschwerden durch Kummer
- Seufzen
- Unverträglichkeit von Tabakrauch
- Halsschmerzen besser durch Essen, schlimmer beim Trinken oder Leerschlucken
- Schwallartiges Erbrechen bei Kindern
- Verstopfung mit heftigem Stuhldrang
- Leicht beleidigt, leicht verletzte Gefühle
- Abneigung gegen Trost
- Stimmungsschwankungen
- Kloßgefühl im Hals
- Heimweh

Ignatia ist ein Mittel der Kränkungen und der Widersprüche. Es hat oft einen Kloß im Hals, wenn wir Dinge schlucken müssen, die wir nicht schlucken können.

Beispiel

Ein sechs Jahre altes Mädchen hatte eine schwere innere Wut, die sie aber nicht ausleben konnte. Jeden morgen wurde sie von dem jüngeren Bruder dadurch geweckt, dass sie an den schönen langen Haaren gezogen wurde, um sie aufzuwecken. Erst, als sie das hochgradig wirksame und passende Mittel Ignatia in der C 200 erhalten hatte, konnte sie ihrer Wut den richtigen Ausdruck verleihen.

Von den Eltern erfuhr ich, dass noch am gleichen Nachmittag die ganze Wohnung zu erbeben begann, und sie zunächst nicht wussten, ob es sich um eine Art Erdbeben handelte, oder was sonst die zweistöckige Wohnung in bedrohliche Schwingungen versetzen konnte. Als sie im oberen Stockwerk nachsahen, sahen sie das Mädchen, wie es mit dem Fuß auf die Erde stampfte und einen zornigen Tanz aufführte.
Der Vater dachte, toll, jetzt kommt endlich heraus, was hier nicht in Ordnung ist.
Als der Tanz zu Ende war, erfuhren sie von dem morgendlichen Haare Ziehen und der Wut darauf, dass das Mädchen das alles nicht selbst beenden konnte. Sie fanden sofort eine Lösung, schoben ein großes Regal zwischen die beiden Betten, die vorher Kopf an Kopf nebeneinander gestanden hatten, und der Zauber hatte ein Ende gefunden.
Ignatia hatte die Kränkung zur Entfaltung und letztlich zur Lösung gebracht.

Beispiel

Der japanische Kaiser hatte nach den beiden Atombombenabwürfen am 06. und 09. August 1945 die schwere Aufgabe, seinem Volk die Kapitulation zu erklären. Da es in der japanischen Kultur nur Kampf, Sieg oder Untergang gab, aber keine Ethik der Kapitulation, musste der Kaiser besonders sorgfältige Worte wählen, um das Unumstößliche zu formulieren. Er verkündete: „Wir müssen das Unerträgliche ertragen und das Unannehmbare annehmen". Hierbei hatte er sicherlich auch einen Kloß im Hals, da ihm diese Worte gewissermaßen im Halse stecken bleiben mussten.
Auch die sprachliche Widersprüchlichkeit zeigt in diesem Satz den Kern von Ignatia.

Beispiel

Eine Patientin berichtete mir, dass sie die Nordseeluft nicht gut vertragen würde, aber sie würde mit ihrem Mann zusammen ein Haus auf einer Nordseeinsel bauen. Die Patientin bemerkte diesen offensichtlichen Widerspruch anscheinend nicht. Aber als Homöopath kommt man auf die Idee, diesen Sachverhalt als Widersprüchlichkeit zu betrachten und Ignatia als Mittel in Betracht zu ziehen.

Aus meiner Sicht ist die Hauptursache für Depressionen, Erschöpfung und Fibromyalgie ein Übermaß an Kränkungen. Für die Behandlung dieser schwierigen Patient:innen wäre somit ein wichtiger Baustein für die Therapie das Ignatia, das ich in diesem Fällen in der D unendlich gebe. Sehr viel schwieriger als die homöopathische Therapie ist die anschließend noch erforderliche Vergebungsarbeit, die häufig nur ungern verrichtet wird oder gar nicht durchgeführt werden kann.

● **Ignatia ist der Weltmeister für Kränkungsauflösung.**

Intrinsic Faktor D 30 – Vitamin B 12 Mangel

In der Physiologie unterscheidet man den Extrinsic Faktor = Vitamin B 12 und den Intrinsic Faktor, den Transporter für Vitamin B 12. Erst beide zusammen können die Darmwand passieren. Man kann sich vorstellen, dass der Intrinsic Faktor eine Art Lastwagen darstellt, der das sehr große Molekül von Vitamin B 12 Huckepack nimmt und dann durch den Lieferanteneingang des Darmes das Vitamin B 12 der Leber zur Verfügung stellt. Die Leberzellen lösen das zentrale Kobaltatom aus der Mitte des großen, gewissermaßen vierräderigen Moleküls heraus und ersetzen es durch ein Eisenatom. Hierdurch ist dann bereits das Häm entstanden, der rote Blutfarbstoff, der jetzt noch an das passende Globin angekoppelt wird. Jetzt haben wir das funktionstüchtige Hämoglobin, das CO2 an die Alveolen abgibt und Sauerstoff von den Alveolen aufnimmt.

Der Intrinsic Faktor wird in der Magenschleimhaut gebildet, um zusammen mit dem von außen aufgenommenen Vitamin B 12 (vorwiegend aus Muskelzellen gewonnen) den roten Blutfarbstoff herzustellen. Da mit zunehmendem Alter die Produktion des Intrinsic Faktors abnimmt, gibt es bei älteren Menschen oft einen Mangel an Intrinsic Faktor. Dieser fällt kaum auf, weil der Tagesbedarf an Vitamin B 12 nur 5 µg beträgt und die Leber einen Vorrat an Vitamin B 12 für maximal 3 Jahre speichern kann.

Vitamin B 12 ist bei 5 wichtigen Vorgängen im Organismus beteiligt:

Bei der DNA - Synthese (Zellteilung, Blutbildung)
Beim Energiestoffwechsel (Energieproduktion in den Mitochondrien)
Beim Lipidstoffwechsel (Aufbau der Zellmembranen, Aufbau von Myelinscheiden, Schutz der Nerven im Zentralnervensystem und Gehirn)
Bei der Synthese von Hormonen und Neurotransmittern
Bei der Entgiftung (Homocystein, Cyanid, Stickstoffmonoxid etc.)

Eines der guten fassbaren Symptome eines Vitamin B 12 Mangels ist das Zungenbrennen.

Zusätzlich finden wir noch diese Symptome:
Chronische Erschöpfung und Müdigkeit, Konzentrationsschwierigkeiten, Muskelschwäche,
Schmerzen, Taubheit, Kribbeln, Lähmungen, Koordinationsstörungen, Gedächtnisstörungen,
Leistungsschwäche, Immunschwäche,
geistig-psychische Störungen, Depressionen, Psychosen und
Verdauungsstörungen wie Verstopfung und Durchfall und
Entzündungen an Mund, Magen und Darm.

Grundsätzlich kommen zwei Therapiestrategien in Frage: Die Substitution mit Vitamin B 12 durch Injektionen (1000 µg 1 x pro Woche zum Beispiel) oder durch Tabletten (500 µg tgl. zum Beispiel) oder die Stimulation des Intrinsic Faktors durch Intrinsic Faktor D 30.

Beispiel

Ein 78 Jahre alter Patient erschien unter anderem wegen Zungenbrennen in der Praxis. Nach Gabe von Intrinsic Faktor D 30 als Stirnstrich kam es innerhalb von fünf Minuten dazu, dass seine Zunge nicht mehr brannte.

Beispiel

Eine 30 Jahre alte Mutter kam mit ihrem Kind in die Praxis. Sie erzählte, dass sie selbst auch eine Störung habe, ihre Zunge brenne auffallend. Nachdem ich ihr den Stirnstrich mit Intrinsic Faktor D 30 gegeben hatte, berichtete sie nach einer Viertelstunde, als sie die Praxis verließ: „Ach, das Zungenbrennen ist jetzt auch weg!".

Überlegungen zum Intrinsic Faktor

Es ist auffallend, dass die Wirkung alleine des Stirnstriches mit Intrinsic Faktor anscheinend eine Sofortwirkung auslöst. Es scheint, als ob durch diese Form der Frequenztherapie der Vitamin B 12 Spiegel in kürzester Zeit ansteigen würde.
Hier gibt es noch wissenschaftlichen Forschungsbedarf. Steigt der Vitamin B 12 Spiegel wirklich? Und nimmt die Intrinsic Faktor Produktion messbar zu? Das wären noch Fragen, die bisher nicht beantwortet werden konnten.

● **Der Intrinsic Faktor ist der Weltmeister, um einen Vitamin B 12 Mangel zu beheben.**

Kleiner Bär sc D unendlich, Sternbild Kleiner Bär – tiefe Depression

Nachdem ich 2007 erfolgreiche Edelsteintestungen durchgeführt hatte, kamen 2008 die Planeten und die Sternbilder dran. Bei den Sternbildern fand ich nur wenige Mittel, die sich langsam und auch nur sporadisch etablierten. So stand das Sternbild Schlange für die Regeneration des Sakralchakras zur Verfügung, das Sternbild Orion schien die Chakren untereinander in die richtige Beziehung zu setzen und untereinander zu ordnen, und das Sternbild (lateinisch = signum coeli, daher abgekürzt sc) Kleiner Bär schien tiefe Depressionen auflösen zu können.

Natürlich wurde ich immer wieder gefragt, warum gerade der Kleine Bär die Depressionen auflösen könne? Vielleicht ist es die verbale Ähnlichkeit zwischen dem Kleinen Bär am nächtlichen Sternenhimmel und dem kleinen Bär, vielleicht dem ersten Kuscheltier eines Kindes, das Trost spendet, wenn es Auseinandersetzungen mit den Eltern gegeben haben mochte oder sonst traurige Gedanken aufkommen wollten.

Der Kleine Bär sc D unendlich ist somit im Psycho Komplex Z untergekommen, unter der Rubrik Trauer und Verlust, neben den Mitteln Natrium chloratum D 100 Mio. und Rubin D 1000, der für das gebrochene Herz steht.

- **Das Sternbild Kleiner Bär sc D unendlic steht für die Auflösung von tiefen Depressionen.**

Lac caninum D 30, die Hundemilch – Ekel vor dem eigenen Körper, Seitenwechsel

- Seitenwechsel der Beschwerden alle paar Stunden oder Tage
- Wandernde Symptome
- Vergesslichkeit
- Anhaltende Niedergeschlagenheit
- Furcht vor Schlangen
- Schwächegefühl im Magen
- Rückenschmerzen mit großer Empfindlichkeit gegen Berührung oder Druck
- Ohnmachten
- Halsschmerzen erstrecken sich bis zu den Ohren mit ständigem Drang zu schlucken
- Heiße Füße

Lac caninum ist die Hundemilch. Bei Nash lesen wir in seinem spannend geschrieben Buch „Leitsymptome in der Homöopathie", dass es bei der Prüfung des Mittels zu einer leichten Mandelentzündung gekommen war, die von links nach rechts und dann wieder nach links gewechselt hatte. Bei einem Rheumapatienten mit wandernden Gelenkschmerzen half Pulsatilla nicht, und nachdem Nash den Seitenwechsel von links nach rechts und zurück von rechts nach links beobachtet hatte, kam Lac caninum in der CM zum Einsatz und heilte den Rheumatismus rasch. Die Hundemilch mit dieser Auffälligkeit hat sich bei späteren Fällen, auch bei einem schweren Scharlachfall mit Seitenwechsel des Tonsillenbelages, hundertfach bewährt.

Der Ekel vor dem eigenen Körper, vor Ausscheidungen, aber auch vor einem Anus praeter war in einem Fall wegweisend.

Beispiel

Ein Patient kam zur Rehabilitation mit der Auflage, dort zu lernen, sein Stoma zu wechseln. Der Patient gab an, dass er schon beim Anblick diese ekligen Beutels Übelkeit empfinden würde. Um die Rehabilitation zu retten, gab ich ihm Lac caninum D 30, 3 Tabletten. Nach einem Wochenende war das Ekelgefühl vollständig verschwunden, und der Patient konnte den Beutel schließlich selbst wechseln. Die Rehabilitation war gerettet.

Beispiel

Nach einem schweren Verkehrsunfall hatte ein Krankenpfleger einen Anus praeter bekommen. Selbst nachdem der Darm zurückverlegt war und er keinen Beutel mehr tragen musste, war das Gefühl des Beutels immer noch präsent, wie ein Phantomschmerz, und der Ekel vor diesem unsichtbaren Beutel war bei Skala 10, wenn er auch nur daran dachte. Diese Symptomatik hatte viele Jahre bestanden, als ich den sehr sympathischen Krankenpfleger kennen lernte.
Wegen der lange zurückliegenden Zeit und der Intensität des Ekelgefühls gab ich ihm damals Lac caninum D 100 Mio. Danach war der Ekel innerhalb von 15 Minuten verschwunden und blieb es bis heute (inzwischen sind hier 3 Jahre vergangen). Auch hier hatte sich die heilende Kraft der Hundemilch bestätigt.

● **Lac caninum ist der Weltmeister für Ekel vor dem eigenen Körper und Seitenwechsel.**

Lacheses muta D 30, D 300.000, der Buschmeister – Neid, Eifersucht, Mobbing

- Krankheiten beginnen auf der linken Seite und wandern zur rechten Seite
- Schluckbeschwerden bei Halsschmerzen, beginnen links, wandern nach rechts
- Mandelentzündung, die Schmerzen erstrecken sich zu den Ohren
- Kloßgefühl im Hals
- der Betroffene kann keinen Schal am Hals und keine enge Kleidung (Gürtel, Hosenbund ...) ertragen
- entzündete Körperteile sind extrem berührungsempfindlich und haben eine bläuliche Färbung
- der Kranke schläft sich in die Verschlimmerung hinein, ist krank beim Erwachen
- der Betroffene redet gerne und viel
- sehr empfindlich auf Berührung und geringsten Druck

Lachesis muta, die Buschmeisterschlange von Mittel- und Südamerika, wurde von Constantin Hering ausführlich getestet. Durch die tägliche Aufnahme von Lachesis Urtinktur – Hering neigte offensichtlich zum Übertreiben – zog er sich eine Lähmung des linken Armes oder der linken Hand zu.

Lachesis ist vielfältig einsetzbar und ist auch in der Lage, lebensbedrohliche Situationen zu entschärfen. Bei Sepsis nach Bissen ist Lachesis angezeigt, aber ebenso bei Menstruationsbeschwerden, die vor der Periode einsetzen und dann mit der Periode schlagartig aufhören. Lachesis ist meistens sehr warmblütig, geht im Winter mit kurzen Ärmeln ins Geschäft, hat oft eine Varikosis und hat die meisten Symptome auffälligerweise auf der linken Seite.

Es ist also das stärkste Linksmittel von allen Mitteln der Materia medica. Die Empfindlichkeit am Hals ist sehr charakteristisch. Schon ein Halstuch oder eine Kette kann Lachesis Konstitutionstypen zum Wahnsinn treiben. Entsprechend tief ausgeschnitten ist das Decollete. Eine tatsächlich sehr störende Eigenschaft ist der unglaubliche Rededrang, der den Zuhörer überschüttet, „zutextet", ohne ihm die Möglichkeit einer Antwort oder eines Kommentars zu geben. Eine der sensibelsten Eigenschaften hingegen ist die Eifersucht auf nahestehende Personen und das damit verbundene Interesse an Macht. Lachesis genießt es, Macht auszuüben. Hier gilt dann auch alles oder nichts, entweder wird eine Freundin ganz vereinnahmt, oder, wenn sie ausbricht, wird sie mit Ablehnung und Lieblosigkeit bestraft. Eine Mittellinie zwischen Liebe und Hass ist bei Lachesis nicht zu erwarten. Eine Signatur für die fehlende Mitte ist die sich schlängelnde Fortbewegung, die nur rechts oder links kennt, aber nicht die Mitte.

Wenn wir Mobbing therapieren wollen, würde man hierfür Lachesis D 300.000 geben. Da aber mobbende Personen keinerlei Interesse haben, von ihren oft erfolgreichen Machtspielchen abzulassen, werden sie kaum freiwillig Lachesis potenziert einnehmen.

Hier kommt ein neues Therapieprinzip zum Tragen, das ich bisher in der Literatur nie gefunden habe. Es handelt sich um die Surrogattherapie. Die gemobbte Person kann für die Beziehung zwischen zwei Personen also das Mittel einnehmen, selbst wenn die gemobbte Person, „das Opfer" kaum Lachesis Aspekte aufweisen wird. Da Homöopathie eine Frequenztherapie ist und mit feinstofflichen Energien arbeitet, kann es in einem solchen Fall durch Energieübertragung in einem Beziehungssystem zu einer Wirkung bei der anderen Person kommen. Tatsächlich konnte ich solche Fälle selbst beobachten.

Zum Mobbing gehört also einmal eine sozial überlegene Position, sodass eine stärkere Person eine schwächere unterdrücken kann. Zum anderen brauchen wir die Lust an der Macht, und natürlich auch eine gehörige Portion Boshaftigkeit, um mit Freude zu sehen, wie sich andere quälen. Bei Stalkern mag eine ähnliche Mischung aus negativen Gefühlen vorliegen, wenn sie andere, geliebte oder unerreichbare Personen beobachten, verfolgen und mit ihren Telefonaten und Emails ständig auf den Fersen sind.

Da hier immer Macht und Kontrolle im Spiel sind, kommt für diese sozial kaum zu beeinflussenden Konstellationen wie Mobbing oder Stalking Lachesis D 30 und D 300.000 in Frage.

Lachesis hat die Linksseitigkeit gewissermaßen gepachtet, aber auch die schwere Entzündung, den Abszess und Eiterungen bis hin zur Blutvergiftung.

Beispiel

Eine Frau mit einem enormen Rededrang überschüttete mich mit ihrem Redeschwall, ohne dass ich für 30 Minuten auch nur eine einzige Chance gehabt hätte, sie zu unterbrechen. Überall wollte sie mich in die Gesellschaft einführen (als „ihren Heinrich" natürlich), wollte mich letztlich für ihre eigenen Interessen einspannen (Übergriffigkeit), und klagte zum Schluss über einen schmerzhaften Abszess in der linken Leistengegend (in der Nähe zum Genitale), den sie wegen ihrer ausgeprägten Schmerzempfindlichkeit unmöglich chirurgisch operieren lassen konnte oder wollte. Für diesen Abszess gab ich ihr dann Lachesis C 1000, 1 Globulus, und nach 6 Monaten kam sie wieder, bat wieder um ein Kügelchen „von der gleichen Medizin", da der Abszess rasch abgeheilt war und es für ein halbes Jahr auch kein Rezidiv gab.

Beispiel

Eine 40 Jahre alte Frau kam wegen Allergien zu mir. Wegen Gesprächigkeit und linker Seitenbetonung gab ich ihr Lachesis, C 30, 5 Tropfen.
Zwei Tage später erlitt sie einen Kreislaufzusammenbruch, eher eine Hypotonie, die sie auf die Lachesistropfen zurückführte. Nach einer Woche sah ich sie wieder, die Kopfschmerzen waren weggeblieben, aber sie hatte am linken Handgelenk zwei Stiche entwickelt, die aussahen wie ein frischer Schlangenbiss! Das war vermutlich eine Form der Erstreaktion, die auf die Lachesistropfen zurückgeführt werden konnte.

Tatsächlich hatte diese Frau drei heftige Schlangenerlebnisse auf drei Kontinenten erfahren, aber ohne jemals gebissen worden zu sein.

- **Lachesis ist der Weltmeister für Eifersucht, rasende Gesprächigkeit und Linksseitigkeit.**

Beispiel

Zwei Freundinnen arbeiteten in einer Behindertenwerkstatt, eine als Leiterin die andere als Angestellte. Beide trafen sich gelegentlich nach Feierabend. Als eine der beiden dann in der U - Bahn rassistische Bemerkungen machte, zog sich die Angestellte von der Chefin etwas zurück. Diese war sauer und bestrafte sie mit vielen kleinen Nadelstichen, es kam zum Mobbing. In dieser unangenehmen Situation fragte mich die Angestellte, was sie machen könnte, um die alte Freundschaft wieder herzustellen. Ich empfahl ihr, für die Chefin Lachesis D 300.000 einzunehmen. Die Angestellte machte das, und nach wenigen Tagen war der Bruch der Freundschaft wieder repariert, und beide konnten wieder freundlich miteinander umgehen.

Das war mein erster Fall, in dem es zu einer Surrogattherapie gekommen war, dass ein Mensch für einen anderen die Therapie eingenommen hat. Das geht vor allem dann, wenn es um eine Beziehung zwischen zwei Menschen geht. Ein neues Therapieprinzip hatte sich etabliert.

- **Lachesis ist der Weltmeister bei der Beendigung von Machtspielchen und Mobbing.**

Naja tripudians D 30, die indische Königskobra – Angina pectoris

- Linksseitige Kopfschmerzen, die zum Hinterkopf ziehen
- Kopfschmerzen mit Übelkeit und Erbrechen
- Trockener Reizhusten bei Herzerkrankungen
- Vergrößerung des Herzens, Herzschwäche

Die Brillenschlange ist eine sehr giftige Schlange, die für rund 5.000 Todesfälle im Jahr verantwortlich ist. Ihr Gift wirkt auf das zentrale Nervensystem und kann zu Atemlähmung und Herzstillstand führen. Es handelt sich um ein starkes Neurotoxin, das auf die Synapsen wirkt. Bei einem Biss werden dem Opfer bis zu 200 mg Toxin injiziert, dabei reichen 20 mg Neurotoxin bereits aus, um bei Menschen den Tod herbeizuführen.

Naja tripudians, die indische Königskobra oder die Brillenschlange kann sich bis zu einem Drittel ihrer Körperlänge aufrichten. Dabei spreizt sie ihren Nacken, auf dem eine brillenähnliche Zeichnung erscheint, daher der deutsche Name Kobra – Brillenschlange. Der Biss kann tödlich sein, das Nervengift wirkt schnell, wenn nicht sofort oberhalb der Bissstelle stark abgebunden wird, damit sich das Gift nicht im Körper verbreitet. Hier ist die Injektion des Antitoxins, des Gegengiftes lebensrettend.

Die wertvollsten Symptome finden sich im Herzen: Herzkranzgefäßverengung, die bei Stress zu einem Angina pectoris Anfall führen kann, der ggf. weiter bis zum Herzinfarkt fortschreiten kann. Dabei kommt es zu einer schmerzhaften Ausstrahlung in den kleinen Finger der linken Hand. Genau dieses Symptom zeigt auch Naja tripudians, weshalb dieses Mittel bei Angina pectoris indiziert ist.

Bei Herzmuskelentzündung wird es ebenfalls eingesetzt, bei der Myokarditis.

Pathophysiologie

Eine Angina pectoris ist ein anfallsartiger Schmerz in der Brust, der durch eine vorübergehende Durchblutungsstörung des Herzens typischerweise im Rahmen einer koronaren Herzkrankheit (KHK) ausgelöst wird. Hierbei kommt es zu Schmerzen im Brustkorb, vor allem hinter dem Brustbein. Die Schmerzen können in den linken Arm oder in beide Arme, den Rücken, den Oberbauch, den Hals oder den Unterkiefer ausstrahlen. Zusätzlich kommt es oft zu Atemnot und Todesangst. Einen akuten Angina-pectoris-Anfall behandelt man für gewöhnlich mit Nitropräparaten wie zum Beispiel Nitroglycerin als Spray oder Kapsel zum Zerbeißen. Nitropräparate erweitern die Herzkranzgefäße. Das entlastet das Herz und senkt den Sauerstoffverbrauch. Patienten mit dieser Symptomatik müssen sofort in die nächste Klinik überwiesen werden, da eine Angina pectoris in einen Herzinfarkt übergehen kann.

● **Naja tripudians ist Weltmeister bei Herzschmerzen mit Ausstrahlung in den linken Arm.**

Natrium chloratum D 1000, Natrium muriaticum, das Kochsalz – Schuldgefühle, Trauer und Verlust

- Beschwerden durch Kummer, erster Liebeskummer
- Trost verschlimmert, Abneigung gegen Trost
- Eifersucht nach Geburt eines Geschwisterkindes
- Verlangen nach Salz
- Großer Durst auf eiskalte Getränke
- Rückenschmerzen besser durch Druck
- Regelmäßig wiederkehrende Kopfschmerzen mit Sehstörungen und Übelkeit
- Verlust des Geruchs- und Geschmackssinns
- Eingerissene Mundwinkel
- Neigung zu Herpes
- Starke Schläfrigkeit nach dem Essen
- Fleckige Zunge („Landkartenzunge“)
- Spätes Sprechen lernen
- Kann in Gegenwart anderer nicht Wasserlassen
- Schlaflosigkeit wegen Gedankenandrang

Natrium chloratum, früher Natrium muriaticum genannt, ist ein großes Polychrest, das unendlich viele traurige Gefühle abdeckt. Trauer um den Verlust von Menschen, von Verwandten, von Freunden und das Hängenbleiben an den alten Verletzungen. Das „Pflegen alter Wunden“ ist charakteristisch für dieses große Mittel, das in seinem fortgeschrittenen Stadium in eine Depression münden kann. Entsprechend gibt es auch das Symptom „Weint wie ein Schlosshund“, aber auch die Unfähigkeit zu weinen ist hier mit eingeschlossen. Eine Besonderheit der Scham: kann nicht in Gegenwart anderer Wasser lassen. Zusätzlich ist es das Hauptmittel für Schuldgefühle.

Da wir alle Verluste erleiden – es gibt kein Haus, in dem noch nie jemand gestorben ist – ist es ein Mittel, das bis zu einem gewissen Grade auf die ganze Menschheit passt.

Beispiel

Eine 34 Jahre alte Mutter namens Elisabeth kommt das zweite Mal in die Entbindungsstation, wo sie noch bekannt ist. Sie wird von der gleichen Hebamme wie zwei Jahre zuvor betreut. Vor der Geburt sagt die Hebamme zu der Frau: „Dann müssen wir Sie jetzt ja sicherlich wieder katheterisieren wie das letzte Mal."
Elisabeth: „Nein, dieses Jahr es ist nicht nötig, denn ich habe jetzt ja keine Nachbarin."
Hier kam das Symptom „kann nicht in Gegenwart anderer Wasser lassen" zum Vorschein.

**Natrium chloratum ist Weltmeister,
alte Traumata und Schuldgefühle aufzulösen
und bei Verlusten loszulassen.**

Nux vomica D 30, die Brechnuss – vegetatives Nervensystem, Stress

- Übermäßiger Gebrauch von Genussmitteln, Kaffee, Tabak, Alkohol
- Übermäßiger Gebrauch von Drogen, Medikamenten und anderen Stimulanzien
- Scharf gewürzte, aromatische Speisen, Überessen
- Langanhaltende, geistige Überarbeitung, sitzende Lebensweise
- Schlafmangel

Das wirksame Gift bei Nux vomica und Ignatia ist das Strychnin, das zunächst zur Stimulation, dann zu Krämpfen und schließlich zu Lähmungen führt. Es wird eingesetzt bei allen Störungen der Atmung, des Verdauungstraktes und der Blase. Die Menschen sind überreizt, werden durch Gerüche gestört und werden dann ausfällig, schlecht gelaunt, gereizt und können bei Jähzorn sogar gewalttätig werden. Bei der Nux vomica Konstitution finden wir fleißige, ehrgeizige Menschen, die immer unter Druck stehen. Zusätzlich macht sich Nux vomica auch ständig selbst Druck, sodass man annehmen könnte, sie fühlen sich nur im Stress wohl.

Beispiel

Als wir bei einem Konzert in St. Petri in Lübeck eine tibetische Nonne hörten, die tibetische Songs vortrug, hatte ich mir eine falsche Zeit gemerkt. Ich dachte, gegen 22 Uhr könnten wir alle wieder nach Hause fahren, und ich könnte an meinem nächsten Buch weiter schreiben.

Stattdessen ging das Konzert bis um 23:30 weiter, sodass ich meinen Arbeitstag am Schreibtisch und am Laptop entschwinden sah. Entsprechend reagierte ich gereizt und vorwurfsvoll, meinte zu meiner Tochter, die beim Konzert dabei war: „Was für ein Mist, jetzt geht das Konzert noch weiter, und ich dachte, ich könnte wieder an meinen Arbeitsplatz zurückkehren." Deborah stellte für sich die Diagnose: Gereizt, zornig, unausgeglichen, aus der Mitte gefallen, der braucht bestimmt Nux vomica. Laut sagte sie: „Geh auf deinen Platz, streiche Dir Nux vomica D 100 Millionen ein und genieße das Konzert."
Genau so machte ich es, und plötzlich fiel der Stress von mir ab und ich konnte den zweiten Teil des zunächst abgelehnten und ungeliebten Konzertes sehr gut genießen. Nux vomica hatte bei meinem unausgeglichenen Zustand ein kleines Wunder bewirkt und mich in meine Mitte zurück gebracht.

Nux vomica ist Weltmeister im Auflösen von Stress.

Opium C 1000, der Schlafmohn – Auflösung von Schockerlebnissen

- Unempfindlich gegenüber Schmerzen
- Tiefer Schlaf mit Schnarchen und Schwitzen, schwer aufzuwecken
- Beschwerden nach einem Schock oder einer Kopfverletzung
- Bewusstlosigkeit
- Dunkelrot verfärbtes Gesicht
- Verstopfung ohne Stuhldrang
- Röchelnde Atmung oder Atemstillstand während des Schlafs

Opium, der Schlafmohn, ist eine wundersame Droge. Das Bewusstsein fällt in eine tiefe Entspannung, der Körper schläft, aber der Geist ist hellwach und bekommt jede Kleinigkeit der Umgebung mit. Fast ein psychedelischer Zustand. Gelegentlich gibt es auch die Schmerzlosigkeit bei Zuständen, in denen wir Schmerzen annehmen würden. Gelegentlich erlöst uns Opium auch aus einem Dämmerzustand der halben Bewusstlosigkeit. Schließlich hilft es uns, Traumata bei traumatisierten Menschen aufzulösen, die ohne die Heilsamkeit des Opium weiterhin „neben sich" stehen bleiben würden.

Aus meiner Sicht korrigiert Opium die Aura dahingehend, dass diese sich wieder „korrekt" und symmetrisch um den Körper legt, wenn sie denn durch einen Unfall, einen Schock, ein Trauma oder eine schwere Angstsituation verschoben worden ist, Tatsächlich ist es mir auch immer wieder gelungen, die Aura „manuell" in die richtige Position zu verschieben, aber Opium macht das über einen anderen Mechanismus, der immer sehr gut funktioniert.

Es gibt so viele unglaubliche Beispiele für die heilsame Wirkung von Opium, dass man darüber fast ein Buch schreiben könnte. Meine Bewunderung für diese besonderen Heilkräfte des Schlafmohns ist jedenfalls grenzenlos.

Beispiel:

Ein junger Mann war von einem Auto von seinem Fahrrad auf den Bürgersteig geschleudert worden und hatte sich den Oberschenkel gebrochen. Da er keine Schmerzen verspürte, versuchte er, den abgeknickten Oberschenkel selbst manuell zu reponieren. Eine Frau, die vorbei kam, fragte ihn, ob er Hilfe brauche. Dazu sagte er nur: „Sie sind aber eine schöne Frau". Aus unserer Sicht völlig daneben, aber im Opiumzustand anscheinend genau richtig.

Beispiel

Ein Professor war nach einer Lektüre in seiner Bibliothek ohnmächtig geworden und saß nun seit Monaten völlig interesselos im Sessel, ohne etwas zu tun. Er hielt keine Vorlesungen mehr, sondern vegetierte nur noch vor sich hin. Frau Veronika Carstens hatte davon gehört und Opium C 200 empfohlen. Nach dieser einen Dosis „wachte er wieder auf" und konnte noch am gleichen Tag alles Versäumte wieder regeln.

Beispiel

Ein Schüler war bei einer Skifreizeit einen steilen Hang heruntergesprungen, der ihm einige Brüche einbrachte. Als er dreißig Jahre später über immer wiederkehrendes Herzklopfen berichtete und erkannte, dass dieses Herzklopfen erst seit dem unerhörten Sprung mit den Skiern eingetreten war, konnte der behandelnde Homöopath mit Opium C 200 das Problem dauerhaft lösen.

Beispiel
Eine Frau hustete 60 Jahre lang, nachdem sie 1941 in Minsk bei der Reichsbahn die „Schreie der Verschickten" gehört hatte. Vermutlich war der Husten ein Versuch, etwas zu sagen, das aber niemand hören und verstehen durfte. Dieser Husten entstand jedoch im Rahmen eines schweren Traumas: Die Frau wusste, dass die Züge in die Todeslager fuhren. Und sie hörte, wie die Gefangenen sich dagegen wehrten, konnte aber damals nichts tun. Sie konnte nicht einmal darüber reden, sodass sie diesen merkwürdigen Husten entwickelte. Nachdem ich gesehen hatte, dass ein alter Schock den jahrzehntelangen Husten ausgelöst hatte, gab ich Opium C 200 und am nächsten Tag war der Husten verschwunden.

Opium ist der Weltmeister für die Auflösung von Schockfolgen.

Palladium D 100 Mio. – Gefühl, alleine gelassen zu werden

Palladium kennen wir als Füllmaterial in der Zahnheilkunde. Dabei wird Palladium zusammen mit Metallen verwendet, also zusammen mit Platin oder mit Kupfer. Da Kupfer korrosionsanfällig ist, führen Palladium – Kupfer – Legierungen zu Schleimhautschädigungen, die später zu einem Auswechseln der Palladiumfüllungen zwingen. Diese sollten dann ähnlich sorgfältig wie Amalgamfüllungen mit Kofferdamschutz entfernt werden. Letztlich kann Palladium das Immunsystem stören.

Körperliche Symptome und Hinweise auf Palladium metallicum Hat die Person Kopfschmerzen, sind die Schmerzen typischerweise an den Schläfen. Es kann auch sein, dass die Schmerzen von einem Ohr zum anderen Ohr hin und her ziehen. Die Person hat das Empfinden, als würde der Kopf heftig geschüttelt. Außerdem kommt es zu Taubheitsgefühlen am ganzen Körper. Insbesondere am Abend kommt es zu Schmerzen. Dann ist die Person sehr gereizt und hat ein blasses Gesicht.

Homöopathisch gibt es eine Option, die Palladium in die Nähe des Caladiums stellt, des Schweigrohrs. Als ob diese beiden Mittel Zwillinge wären, mit den Symptomen Palladium, „fühlt sich alleine gelassen“ und Caladium, „Hilflosigkeit“, so reimen sich diese beiden Mittel auch noch, sodass der Zusammenhang leicht zu merken ist. Tatsächlich kommen in traumatischen Situationen, wenn niemand da ist, um zu helfen oder die Katastrophe abzuwenden, beide Mittel in Frage, für die Hilflosigkeit und das Gefühl, alleine gelassen zu sein.

Stramonium hat noch ein ähnliches Gefühl, nämlich „verraten und verkauft" worden zu sein. Dieses Gefühl kommt also noch in die Nähe von Palladium, das ich in der D 100 Millionen als am wirksamsten getestet habe.

● **Palladium ist der Weltmeister für das Gefühl, alleine gelassen zu werden.**

Phosphor D 1000, das Element Phosphor – Schock, Schreckhaftigkeit

- Brennende Schmerzen und Hitzegefühl zwischen den Schulterblättern
- Stechende Schmerzen zwischen den Rippen, schlimmer beim Liegen auf der linken Seite
- Nervöse Erschöpfung mit Zittern am ganzen Körper
- Blaue Ringe um die Augen
- Großer Durst auf kaltes Wasser
- Erbrechen, sobald Wasser im Magen warm wird
- Sehstörungen (Buchstaben erscheinen rot, grüner Kreis um eine Kerzenflamme)
- Nasenbluten
- Schmerzloser, schwächender Durchfall
- Schwäche- und Leeregefühl im gesamten Bauchraum
- Heiserkeit
- Schmerzender Kehlkopf
- Plötzlich nachgebende Gelenke
- Außerordentlich sensibel gegenüber jeglichen Sinneseindrücken
- Angst vor Gewitter
- Selbst kleine Verletzungen bluten stark und anhaltend

Phosphor kommt aus dem Griechischen und bedeutet Lichtträger. Phos = Licht kennen wir von der Fotografie, der „Licht – Aufzeichnung". Auf Zypern gibt es den Ort Paphos, von „pan phos" = „Alles Licht". Was für ein lichtvoller Name für eine Ortschaft am Mittelmeer.

Dieses besondere Element, das von sich aus Licht erzeugt und sich gewissermaßen innerlich entzündet, ist das Mittel für charismatische Persönlichkeiten, die andere mitreißen und Licht in die Welt bringen.

Einerseits sind sie sensibel und feinfühlig, können gelegentlich sogar den Schmerz von anderen Personen fühlen, obwohl sie an der Stelle des Fühlens selbst gar nicht krank sind. Sie haben eine große Empathie, Mitgefühl und Einfühlungsvermögen. Sie sind telepathisch begabt und können leicht auf die nächste Ebene wechseln, die telepathische Dimension, die keine zeitlichen und räumlichen Begrenzungen mehr kennt. Einerseits sind sie also in der Lage, „alles mitzubekommen", andererseits sind sie besonders schlecht geschützt gegen negative Felder, die bei ihnen besonders leicht andocken können.

Die konventionellen Indikationen für Phosphor sind Ängste, Kehlkopfentzündungen mit Heiserkeit oder Sprachlosigkeit, und Blutungsneigung. Nasenbluten kann man mit Arnica D 30, Arsenicum album C 30 und mit Phosphor C 30 leicht beheben.

Beispiel

Eine 72 Jahre alte Dame hatte einen Schock erlitten, als zwei Pfleger bei ihrer damals 92 Jahre alten Mutter Wiederbelebungsmaßnahmen machten und ihr kraftvoll auf das Brustbein schlugen. Nach diesem Schock entwickelte sie einen Diabetes mellitus mit hohen Blutzuckerwerten von 250 bis 280 mg%. Die normale Werte liegen zwischen 70 und 110 mg%. Zusätzlich hatte sie Kribbeln in den Füßen und Sehstörungen, die man als Spätfolgen bei einer Blutzuckererkrankung kennt.
Nachdem sie Phosphor C 1000 in Tropfenform erhalten hatte, bildeten sich alle Symptome innerhalb von zwei Tagen wieder zurück. Phosphor war in der Lage, die Schockfolgen wieder aufzulösen. Die Blutzuckerwerte lagen nach dieser Therapie zwischen 100 und 130 mg%.

● **Phosphor ist Weltmeister bei Schockauflösung.**

Platinum metallicum D 1000, das metallische Platin – Arroganz, Hochmut und Angst vor Spritzen

- Verstopfung mit häufigem, aber erfolglosem Stuhldrang und klebrigem Stuhl
- Überheblichkeit
- Körperliche und psychische Beschwerden wechseln einander ab
- Gefühle von Taubheit oder Kälte im Gesicht

Platin ist ein besonders wertvolles Metall, das nach dem spanischen plata, kleines Silber, benannt ist. Tatsächlich erscheint es silbrig. Es ist korrosionsbeständig und wird in Legierungen benutzt, aber auch im Katalysator, sodass wir alle durch die Nutzung unserer Autos im Straßenverkehr von unseren Vordermännern und Vorderfrauen kleine Mengen Platin inhalieren, wenn wir im Stau stehen. Dabei kann eine Platininhalation letztlich zu einer Entzündung der kleinen Lungenbläschen, zu einer Alveolitis führen.

Platin hat eine erhebliche Angst vor Spritzen, sodass man vor einer Injektion Silicea D 1000 und Platinum metallicum D 1000 einstreichen kann, um die Angst vor Spritzen aufzulösen.

Platinum metallicum hat auch nervöse Symptome. So kann eine Mutter das Gefühl haben, ihr Kind fallen lassen zu müssen oder sogar Todeswünsche hegen. Bei schweren Zerwürfnissen setze ich gelegentlich Platinum metallicum ein, neben Thea chinensis, dem chinesischen Tee und Lyssinum, der Tollwutnosode, um den Hass und die damit verbundenen Todeswünsche abzumildern.

Platin gilt auch als arrogant. Zusätzlich kann es sich größer als andere fühlen und hat das Gefühl der Überlegenheit.

Daher heißt es in der Karikatur, Platin benötigt ein Fernrohr, um die winzigen Menschen seiner Umgebung überhaupt wahrnehmen zu können.

Beispiel

Die 18 jährige Isabell kommt aus einem rauchenden vier Personen Haushalt, geht in die 13. Klasse. Sie kommt zur Raucherentwöhnung. Zunächst fällt auf, dass sie sich beim Injizieren abwendet, sie mag Spritzen nicht. Ihre Hände sind warm, minimal feucht. Wenn sie an spitze Gegenstände denkt, bekommt sie Herzklopfen, Schweißausbruch und panische Angst. Diese Symptome werden auf der Skala mit der Stärke 7 beziffert. Vor der Therapie haben wir einen mentalen Test gemacht, um die Skaleneinteilung zu ermöglichen.

Kinesiologischer Test und Therapie der Spitzenphobie

Angst vor spitzen Gegenständen testet sehr schwach, schwach gegen Silicea D 1000 bis D 100 Millionen. Stark gegen Platinum C 30, C 200 und C 1000.

Therapie

Platinum metallicum C 200 und C 1000, je 5 Tropfen hier.

Wirkung, kinesiologischer Nachtest, mentaler Test

Beim Gedanken an spitze Gegenstände kommt kein Herzklopfen mehr, kein Schwitzen, auch kein Angstgefühl. Die Spritzenphobie ist von 7 auf 0 zusammengesunken. Sie ist selbst ganz erstaunt darüber.

Platinum metallicum ist Weltmeister bei Angst vor Spritzen und bei der Abschwächung von Todeswünschen.

Polio Nosode D 30 – Zahnschmerzen, Zahnkaries

Kinderlähmung ist grausam, Impfung ist süß, mit diesem Slogan wurde in den Fünfziger Jahren für die Polio Impfung geworben, die damals auf einem Stückchen Zucker oral verabreicht wurde. Die ersten Impfungen von 1957 waren nahezu wirkungslos. Erst die Einführung des Lebendimpfstoffs 1961 drängte den Erreger wirklich zurück. Das war die Schluckimpfung, die Kindern mit einem Stück Würfelzucker verabreicht wurde. 1998 wurde die Schluckimpfung in Deutschland wieder abgeschafft. Seitdem wird Kindern ein weiterentwickelter Totimpfstoff injiziert, bei dem die verabreichten Viren nicht vermehrungsfähig sind.

In einem Experiment in Frankfurt konnte gezeigt werden, dass die schwächende Wirkung des weißen Zuckers durch die Polio Nosode D 30 aufgehoben wird, sodass der weiße Zucker nicht mehr mit einem schwachen Arm kommt, wenn man ihn kinesiologisch testet.
Auf dieser Basis testete ich nun, ob der Zucker schon seit Geburt schädlich sei. Unerwarteterweise kam hier ein „Nein". Der weiße Zucker wird also anscheinend erst nach der ersten Polio Impfung schädlich. Was kann man hieraus medizinisch folgern? Falls diese mehrfach wiederholten Tests stimmen, müsste unter der Polio Nosode D 30 die Zahnkaries zu stoppen sein. Tatsächlich hat sich bisher mehrfach gezeigt, dass sich unter der Polio Nosode D 30, täglich eingenommen, Zahnschmerzen rasch – innerhalb von ca. 20 bis 30 Minuten – zurückbilden können, sofern sie von einer Karies verursacht werden. Haben wir eine Zahnwurzelentzündung, müssen wir anders vorgehen und ggf. den Zahnarzt konsultieren.

Bei einigen chronischen Erkrankungen, bei denen die Ursachen aus wissenschaftlicher Sicht nicht geklärt werden konnten, wie bei der chronische Polyarthritis, dem chronischen entzündlichen Gelenkrheuma und bei der Multiplen Sklerose, konnte ich als eine immer wiederkehrende Ursache die Folgen einer Polio Impfung feststellen. Da sich aber Impffolgen weder beweisen noch ausschließen lassen, sind Impffolgen aus wissenschaftlicher Sicht ein weißer Fleck auf der Landkarte der Medizin. Alle Aussagen hierüber sind dem entsprechend fast immer spekulativ. Die Analyse der Ursachen durch biologische Testmethoden wie den kinesiologischen Test, den Tensortest oder das Pendel wird nicht akzeptiert, sodass alle Impffolgen nahezu ohne Ausnahmen unentdeckt bleiben müssen.

Beispiel

Heidrun klagte über eine Kälteempfindlichkeit eines Zahnes. Hier schien die Diagnose Zahnkaries klar und eindeutig zu sein. Unter der Polio Nosode D 30 ging diese Empfindlichkeit rasch zurück, und nach erneutem Auftreten konnte unter der Wirkung der Polio Nosode D 30 das gleiche Ergebnis erzielt werden. Die Zeit der Beschwerdefreiheit dauerte unter diesen Umständen weit mehr als ein Jahr.

Bei Kariesbehandlung ist die Dosierung anders als bei der Verwendung als Nosode. Bei Karies kann die Polio Nosode D 30 täglich über Monate und Jahre gegeben werden.

- **Die Polio Nosode D 30 ist Weltmeister für Zahnschmerzen bei Zahnkaries.**

Pulsatilla pratensis D 100 Mio., die Wiesenküchenschelle – Entscheidungsunfähigkeit und notorisches Zuspätkommen

- Stiller Kummer
- Sanfte Persönlichkeiten
- Stimmungsschwankungen
- Unverträglichkeit von warmen, geschlossenen Räumen
- Unverträglichkeit von fetten Speisen
- Schulkopfschmerzen
- Gelbliche, milde Absonderungen
- Kein Durst
- Ständig wechselnde Beschwerden
- Wandernde Schmerzen
- Wiederkehrende Gerstenkörner
- Riss in der Mitte der Unterlippe
- Abends hellwach
- Mittel für hormonelle Umstellungen (Pubertät, Schwangerschaft, Wechseljahre)

Pulsatilla gilt als typisches Frauenmittel mit den „vier F", Frau = female, fett = fat (eher kräftig gebaut), fruchtbar = fertile (viele Kinder), 4. „forty" = 40 Jahre alt, in den Vierzigern stehend. Patienten mit dem konstitutionellen Bezug zu Pulsatilla haben oft Abgrenzungsschwierigkeiten, wollen allen gefallen und können nicht nein sagen.

Die Patientinnen kommen zum Ziel, aber nicht direkt, sondern auf Umwegen. Bei hormonellen Störungen aller Art ist Pulsatilla hilfreich und führt so zum hormonellen Ausgleich neben Sepia officinalis, dem Tintenfisch und Cimicifuga, dem Wanzenkraut. Aus meiner Sicht ist die Fähigkeit, den roten Faden wieder zu finden, wenn er verloren gegangen ist, eine seiner besten und zuverlässigsten Eigenschaften. Zusätzlich kann eine verzögerte Geburt energetisch rückgängig gemacht werden.

Der notorische Zuspätkommer

Verzögert sich eine Geburt aus den verschiedensten Gründen, der Kopf ist zu dick, der Steiß kommt nicht gut durch bei einer Steißlage, die Wehen hören zwischenzeitlich auf, die Mutter verliert die Kontrolle oder gerät in Panik, alles das kann zu Verzögerungen bei der Geburt führen. Anscheinend ist es so, dass nach der Geburt dem Kind ein virtueller Stempel aufgedrückt wird: Einmal zu spät, immer zu spät. Diese Menschen können nur mit größter Anstrengung pünktlich sein und kämpfen mit dieser „Verzögerung" ein Leben lang. Ist das ein medizinisches Problem? Natürlich nicht. Können wir es homöopathisch lösen? Auf jeden Fall. Das Mittel, um Verzögerungen im energetischen Sinne rückgängig zu machen ist Pulsatilla in der D 100 Million.

Beispiel

Eine Kollegin kommt zum Kurs und sagt: „Meine Tochter kommt immer etwas zu spät." Ich frage nach der Geburt der Tochter, und unter einem herzzerreißenden Stöhnen und Seufzen berichtet sie, die Geburt war so lange und anstrengend, dass sie damals beschlossen hat, nie mehr ein Kind zu bekommen. Die Diagnose hieß also,
Zuspätkommen durch eine verzögerte Geburt. Hierfür gab ich der Tochter später Pulsatilla D 100 Mio., und seither – ich konnte das selbst überprüfen – ist sie pünktlich und hat auch keine Schwierigkeiten mehr, rechtzeitig zu erscheinen.

Beispiel

Zu einem Kurs in Münster kam eine Kollegin eine halbe Stunde zu spät. Es war ihr sehr peinlich, weil sie sich auf den Kurs schon lange gefreut hatte und ihr das jetzt ausgerechnet, als es ihr darauf ankam, pünktlich zu sein, wieder nicht gelungen war.

Ihr Navigator war ausgefallen, sie kannte sich in Münster nicht aus und irrte straßenweise umher, bis sie unseren Tagungsort gefunden hatte. Als ich vom Thema zu spät kommen sprach, wachte ihr Interesse auf, und sie fragte, ob ich sie von diesem lästigen Zug nicht befreien könnte. Sie kann machen, was sie will, es klappt nie mit der Pünktlichkeit. Nachdem sie Pulsatilla bekommen hatte, testete der Arm bei dem Stichwort Pünktlichkeit mit Stärke, vorher mit Schwäche. Am Folgetag berichtete sie freudig, dass sie nicht nur pünktlich sein konnte, sondern dass die ganze Anstrengung weggefallen wäre, um die Rechtzeitigkeit zu erreichen. Für sie war das eine große Erleichterung, quasi eine Erlösung von einem schweren Zwang.

Beispiel

Bei einem Kurs in der Eifel fragte ich eine Kollegin bei einem EMDR Kurs, welche Kränkung für sie die schlimmste in ihrem Leben gewesen sei. Sie antwortete: „Ich hatte so viele Kränkungen, da weiß ich gar nicht, wo ich beginnen soll". Ich stellte hier die Diagnose Entscheidungsunfähigkeit und gab ihr Pulsatilla D 100 Mio. Nach dem Stirnstrich sagte sie: „Jetzt weiß ich genau, welche Kränkung ich berichten möchte", schlug gewissermaßen mit der Faust auf den vor ihr stehenden Tisch und konnte ein schlimme Geschichte erzählen. Pulsatilla hatte sie befähigt, unter vielen miteinander konkurrierenden Kränkungen eine besonders tief sitzende Kränkung herauszufiltern und zu berichten. Pulsatilla hatte ihre Entscheidungsprozesse in Sekundenschnelle gestärkt.

- **Pulsatilla ist Weltmeister bei der Findung einer Entscheidung und bei notorischem Zuspätkommen.**

Falldokumentation zum Thema „Pünktlichkeit“ und „Zuspätkommen“

Beginn vor dem Kurs am 21.07.2023

Dora schrieb mir am 21.07.2023 eine verzweifelte Email zum Kurs:
„Herr Dr. Zeeden,
falls Sie diese Zeilen noch vor Seminarbeginn lesen können... mein Navi ist kurzfristig ausgefallen und mein Autonavigation hat mich falsch gelotst...ich quäle mich über Land...bin erst um 14.30 Uhr im Seminarraum. Ich bin untröstlich und eigentlich so pünktlich weggefahren. LG. Dora“

Anamnese vom 23.07.2023, Münster

Warum diese Zeilen der Email zum Beginn einer Behandlung? Dora berichtete im Kurs, dass sie seit Geburt immer zu spät kommt, egal, wie früh sie los fährt. Wie ein schlechter Zauber legt sich alles so, dass sie nie pünktlich kommen kann, notfalls fällt der Navigator aus und zwingt sie, über die Landstraßen nach Münster zu fahren.

Da ich die „notorischen Zuspätkommer“ thematisiert hatte, hatte sie riesige Hoffnung geschöpft, ich könnte ihr Problem lösen.

Ich fragte nach den Umständen ihrer Geburt.

Dora war für die Ärzte bei ihrer Geburt anscheinend „sehr langsam“, sodass ihre Mutter eine Maske aufgesetzt bekam – eine Äthermaske vermutlich – und ihr so die Sinne halb schwanden. Danach merkte der Arzt, dass das Kind ja doch kommt, nahm ihrer Mutter die Maske wieder weg, was sie auch zusätzlich verwirrte und in Panik versetzte.

Danach also konnte die Geburt stattfinden. Die Mutter hatte zwischenzeitlich einen Schock erlitten, war durch die Narkose halb betäubt, sodass ich für diese Situation Opium C 1000 und Aconit D unendlich testete. Für die Verzögerung kam Pulsatilla D 100 Mio. auf den Plan, und für die „ungeschickt gewählte Geburtsstunde" gab ich noch die Horoskopverschiebung D 30.

Danach schien alles gut zu sein.

Noch während dem Stirnstrich spürte Dora, wie sich etwas im Scheitel und im Schädel ordnete, es lief ihr elektrisch über den Kopf und über den Rücken, sodass sie endlich eine Art Ordnung spürte. Anschließend konnte sie auch besser gerade stehen.

Die Lichtintensität, die bei der Prozedur gemessen worden war, als der Saal nach dem Stirnstrich ganz ruhig war und eine schamanische Stille eingetreten war und alles sehr energetisch geladen war, konnte Eduard mit 100.000 Bovis Einheiten im Saal messen.

Wir waren also alle „hochgradig geladen".

Verlauf vom 25.07.2023, per Mail:

Hallo lieber Heinrich!!!
...was freue ich mich, von Dir zu hören!!
Gestern hatte ich eine Verabredung mit einer netten HP Dame... Cellagon Flaschen abholen...Termin war 18.30 Uhr...ich war, auch noch ganz speziell bei der Dame, noch NIE pünktlich bzw. extremst zu spät!! Ich war diesmal eine halbe Stunde zu FRÜH da !!! ...ohne innere Widerstände...die Dame war sehr erstaunt und ganz glücklich, wegen ihrem Zeitplan und dass ich ihr soviel Achtung (durch Pünktlichkeit) entgegenbringe !!!

...und ich hatte auch keine Widerstände gefühlt, sondern etwas Selbstverständliches/Natürliches...oder das Gefühl von größter Langeweile, was mich oft überkam, falls ich warten musste beim Pünktlichkommen und so umgangen werden konnte...dieses ‚Langeweile' Syndrom kannte ich auch, selbst, wenn ich zugestopft war mit Projekten, immer dieses Langeweile-Gefühl... es kam auch öfters, ohne das ich es erwähnt hätte in kinesiologischen Sitzungen...und ich muss sagen, wenn ich jetzt darüber nachdenke beim Schreiben...ich fühle es so gar nicht mehr und es tauchte auch als Widerstandsgefühl beim überpünktlichen Losfahren nicht auf !!! ...beim Ablösungsprozess hatte ich ja von diesen Widerstandsgefühlen gesprochen, die ich wahrnahm...
Auf jeden Fall ist eigentlich alles neu !!! Ich spüre das immer noch nachhaltig, dass Türen aufgehen, die vorher für mich verschlossen waren...es ist wunderbar...ich hatte mein Leben lang immer das Gefühl, dass etwas nicht stimmt, dass ich neben mir stehe, etc. ...dazu bin ich wirklich das schwarze Schaf in der Familie.

Ganz herzliche Grüße
Dora
25.07.2023

Radium bromatum D 16, das bromierte Radium – Strahlenschäden

- Lymphgewebe
- Haut
- innere Unruhe
- Verbrennungen
- Lichen sclerosus

Radium ist neben dem Uran das einzige stabile Element, das eine radioaktive Strahlung besitzt. Diese Strahlung ist nach dem Radium benannt.

Entsprechend kann man es bei Strahlenschäden oder Strahlungsursachen einsetzen.
Da strahlende Mittel auch in homöopathischen Potenzen in Deutschland nicht verkauft werden dürfen, hatten wir eine Bestellung über eine internationale Apotheke in Belgien gemacht. Wegen der stillen Post, die sich zwischen Klinik, Klinikapotheke, internationaler Apotheke und belgischer Apotheke ergeben hatte, wurde aus einer D 30 eine D 16.
Da wir wegen der langen Lieferzeit (zwischen 3 und 6 Monaten) eine größere Bestellung gemacht hatten, wurden 300 Gramm Globuli in der D 16 geliefert. Diese hielten dann sehr lange und wurden auch bei mir dann zur Standardpotenz. Nicht aus Überzeugung, sondern aus Gewohnheit.

In unserer onkologischen Abteilung hatten wir viele Frauen, die nach einem operierten Zervixkarzinom zu uns in die Rehabilitation kamen. Diese Frauen hatten im Vorfeld oder zur Nachbehandlung Einlagen bekommen, die über eine radioaktive Strahlung die letzten Karzinomzellen vernichten sollten.

Natürlich wurde auch das gesunde Gewebe bestrahlt. So kam es häufig zu einer Strahlenmucositis, einer Entzündung der Schleimhäute (Mucosa = Schleimhaut) der Vagina, der Blase und des Darmes. Jeder Toilettengang war eine Tortur, weil die entzündeten Schleimhäute immer brannten.

Zur Therapie gab ich dann Mucosa D 30 (gesunde Schleimhaut) und Radium bromatum D 16. Der Erfolg stellte sich innerhalb weniger Tage ein, und die Erleichterung war enorm.

Beispiel

Ein 80 jähriger Patient sollte wegen eines Rezidivs eines Prostatakarzinoms bestrahlt werden. Er wollte aber die Hautrötung vermeiden, die sich bei einer Bestrahlung immer ergibt. Diese Hautrötung nach Bestrahlung heißt Radiodermatitis oder Strahlendermatitis und geht mit einem schwer zu beschreibenden dumpfen Schmerz einher, der nicht leicht auszuhalten ist.
Im Vorfeld bekam er also Radium bromatum D 16, das er während der ganzen Zeit der Bestrahlungen einnahm.
Der Radiologe wunderte sich noch, dass mein Patient Heinz der einzige war, der keine Strahlendermatitis bekommen hatte. Wegen der häufigen Vorurteile unserer wissenschaftlich geprägten Ärzte gegen Homöopathie sagte Heinz aber nicht, worauf er die fehlende Strahlendermatitis zurückführte.

Beispiel

Eine mir bestens bekannte Heilpraktikerin berichtete mir bei einem Besuch, sie schlafe seit einem halben Jahr nachts schlecht und liege zwischen 3 und 5 Uhr immer wach. Bisher hatte sie mehrere Versuche gemacht, ihren früher guten Schlaf wieder zu erlangen, aber sie hatte die Ursache noch nicht gefunden.

Über den kinesiologischen Test fragte ich auch die „geopathische Belastung" ab für Strahlenursachen aller Art. Bei schwachem Arm gab es den Hinweis auf eine Strahlenursache. Es gab kein Trafohäuschen in der Nähe, keinen 5G Mast in der Nähe. Wir testeten den Schlafplatz mit schwachem Arm. Wir sahen uns das Schlafzimmer an, testeten, wie das Bett am besten verschoben werden sollte, gaben Radium bromatum D 16 als Stirnstrich und am nächsten Morgen berichtete sie strahlend, sie habe das erste Mal seit 6 Monaten wieder gut durchgeschlafen. Vor einem halben Jahr hatten sie in ihrem großen Haus ein neues Schlafzimmer eingerichtet und das war der Startpunkt für die Schlafstörungen.

Beispiel

Eine Schweizer Kollegin besuchte einen befreundeten Bauern, der ihr sein Leid klagte. 20 seiner 21 Rinder seien krank. Narcissa erkannte, dass ein neu eingerichtetes Umspannhäuschen, ein „Stromhäuschen" die Ursache sein könnte. Entsprechend gab sie den Strahlenschutz Komplex Z, der auch Radium bromatum D 30 enthält, in die Stallecken, sodass eine Art flächendeckende Entstörung der Strahlen stattfinden konnte.
Nach sechs Wochen besuchte sie den Bauern erneut, und dieser berichtete hoch erfreut, dass seine Tiere jetzt alle wieder gesund seien.

● **Radium bromatum ist Weltmeister für Symptome durch Strahlung.**

Rechtsdrehung D 1000 – Weltmeister für Therapieresistenz bei Personen und Funktionsverlust bei Sachgegenständen

Therapieresistenz bezeichnet eine Situation, bei der eine Erkrankung auf keines der verfügbaren Behandlungsverfahren anspricht und eine Therapie, die normalerweise wirken sollte, keine Wirkung zeigt.

Mit Hilfe des kinesiologischen Tests konnte ich 2014 herausfinden, dass Rechtsdrehung D 1000 eine Therapieresistenz auflösen kann. Eine linksdrehende Aura scheint Therapieresistenz zu erzeugen, während eine rechtsdrehende Aura ein regelrechtes Ansprechen auf Therapien aller Art möglich macht.

Eine Spirale beginnt mit ihrer Drehung immer innen. Sehen wir eine rechtsdrehende Spirale an, erhalten wir beim kinesiologischen Test einen starken Arm, betrachten wir eine linksdrehende Spirale, wird der Arm schwach. Das Gleiche passiert bei der Nennung des Begriffes Rechtsdrehung und Linksdrehung. Zusätzlich gibt es die schamanische Rechtsdrehung mit dem rechten Zeigefinger. Wir können mit dem rechten Zeigefinger über linksdrehenden Gebilden wir einer Tasse Kaffee oder auch einem Brillenglas rechtsdrehende kleine Kreise drehen. Diese bewirken einen Umschwung von Links- auf Rechtsdrehung. Beim Kaffee können wir die Wirkung mit den Geschmacksknospen unserem Bewusstsein zugänglich machen, beim Brillenglas können wir ein angenehmeres Gefühl beim Tragen der Brille spüren.

Beispiel

Am 16.09.2023 erfuhr ich, dass das 15 Jahre alte Mädchen Bellinzolina seit drei Wochen so starke Bauchschmerzen durch eine Nabelentzündung hat, dass sie zwei Wochen die Schule nicht besuchen konnte. Zusätzlich trat sie von einem Bein aufs andere, um die Spannung und den Schmerz am Nabel zu vermindern. Die Hände waren sehr kalt und feucht, die Schultern leicht überwärmt. Sie gab an, häufig und leicht zu frieren. Wir hatten es also konstitutionell mit Silicea zu tun. Bisher hatte kein Therapiekonzept die Schmerzen und die Entzündung gelindert. Da die Beschwerden schon drei Wochen lang bestanden, machte ich einen systemischen Test, um die Ursachen herauszufinden. Bei der Grundtestung erhielt ich bei „Exogene Störfelder" einen schwachen Arm.

Bei Kleidung erhielt ich einen starken Arm, bei Schmuckstücke einen schwachen Arm. Ich testete die Brille, Arm schwach, das Brillenglas, Arm schwach, das Brillengestell, Arm stark. Bedeutung: Das Brillenglas fungierte als exogenes Störfeld. Als ich bei der anwesenden Mutter testete, kam das Brillenglas ebenfalls mit schwachem Arm. Jetzt entstörte ich das Brillenglas manuell mit kleinen rechtsdrehenden Kreisen. Danach erschien im kinesiologischen Test das Brillenglas stark, die Umwandlung von einer Linksdrehung in eine Rechtsdrehung hatte geklappt.

Die Bauchschmerzen hatten zunächst einen schwachen Arm ergeben und waren von Bellinzolina mit der Stärke auf der Skala 0 bis 10 bei 4 angegeben worden. Nach dem Stirnstrich mit Silicea D 1000, Entzündungs Komplex Z, Eiter Komplex Z, Rechtsdrehung D 1000 und Wechseldrehung D 1000 waren die Bauchschmerzen innerhalb von ca. 5 Minuten auf 2 bis 3 zurück gegangen, und die Brille wurde als angenehm empfunden. In der Schule gab es immer wieder Kopfschmerzen, die möglicherweise auch auf das Brillenstörfeld zurückzuführen waren.

Beispiel

Eine Uhr läuft nach 5 Jahren wieder nach Rechtsdrehung D 1000, Wechseldrehung D 1000 und molekularer Rechtsdrehung D 100.000.

Am 14. 10. 2023 versuchte ich um 00:55, eine fünf Jahre bei mir im Regal liegen gebliebene Uhr zu entsorgen. Da ich nicht sicher war, warum sie stehen geblieben war, versuchte ich es mit einer Rechtsdrehung. Nach der manuellen Applikation mit rechtsdrehenden Fingerbewegungen nahm ich die Wechseldrehung D 1000, anschließend die molekulare Rechtsdrehung D 100.000.

Schon bei der Wechseldrehung konnte ich erkennen, dass sich der Minutenzeiger in Bewegung setzte. Einen Sekundenzeiger gab es nicht bei der Uhr, die ich 2018 in Dubai erstanden hatte. Ich hatte zwar eine neue Batterie einsetzen lassen, aber das reichte noch nicht, um den Defekt zu beheben. Die Eleganz der Uhr hatte mich dazu bewegt, dieses schöne Stück zu kaufen – leider blieb die Uhr nach ca. 6 Monaten stehen und versagte mir ihren Dienst, also im Oktober 2018. Jetzt, nach 5 Jahren, hat sie es sich wieder überlegt und läuft jetzt, seit dem 15.10.2023 wieder punktgenau.

- **Rechtsdrehung D 1000 und manuelle Rechtsdrehung ist der Weltmeister für Therapieresistenz und Wiedereinsetzen von regelrechten Funktionen bei Funktionsverlust bei Gegenständen.**

Molekulare Rechtsdrehung D 100.000 – Migräne bei Schokoladenunverträglichkeit

Der Begriff Migräne kommt aus dem Französischen und hieß ursprünglich hemi craine, Hemikranie – Symptome im halben Kopf, eben Halbseiten Kopfschmerz. Häufig steht er bei Frauen mit der Periode im Zusammenhang, sodass diese „hormonelle Migräne" leicht mit dem Hormon Komplex Z behandelt und geheilt werden kann. Bei Unverträglichkeiten von Nahrungsmitteln, die Allergien, aber auch Kopfschmerzen und andere Symptome wie Kälteempfindlichkeit auslösen können, würde man am ehesten eine Histaminunverträglichkeit annehmen.

Am 05.10.2023 hatte ich selbst unter Kopfschmerzen zu leiden, pulsierend und stechend, sodass ich einige Stunden arbeitsunfähig war. Letztlich überlegte ich, wie man eine Nahrungsunverträglichkeit auflösen kann – ein Problem, das Millionen von Patienten in Deutschland und Europa betrifft.

Nachdem ich 2014 die Rechtsdrehung D 1000 als Therapie für Therapieresistenz und wenig später die Wechseldrehung für die inneren Organe entdeckt hatte, kam mir nun die Idee, dass es sich bei Nahrungsmitteln um eine Linksdrehung handeln könnte, aber nicht in der Aura oder in den Organen, sondern in den Drehrichtungen der Moleküle, wie sie auch von Fritz-Albert Popp sehr genau beschrieben worden sind. Popp konnte sogar an der Struktur (und der Drehrichtung?) der einzelnen chemischen Formeln erkennen, ob diese Krebs erregend sein würden oder nicht.

Beispiel

Mit diesen Informationen im Hintergrund testete ich jetzt das Nahrungsmittel, das mir die Kopfschmerzen eingetragen hatte, eine Tafel Lindor Schokolade. Tatsächlich war sie linksdrehend, aber mit Rechtsdrehung D 1000 oder Wechseldrehung D 1000 konnte ich sie nicht verträglich machen. Gab ich aber die Information molekulare Rechtsdrehung D 100.000 mit kleinen rechtsdrehenden kreisenden Fingerbewegungen über die leckere Schmelzschokolade, dann kam sie anschließend mit dem Tensor als rechtsdrehend und – verträglich. Gleichzeitig strich ich die Information molekulare Rechtsdrehung auch bei mir ein, und machte anschließend die Probe – durchaus mutig, denn noch vor 18 Stunden hatte mir dieser Versuch – ohne die energetische Vorbereitung – ca. 16 Stunden Kopfzerbrechen eingebrockt. Tatsächlich gab es jetzt – in den letzten zehn Stunden nach diesem Versuch einer weiteren Schokoladeneinnahme keinerlei Kopfschmerzen mehr, sodass ich zumindest schon einmal einen ersten Beweis antreten konnte, dass es möglich ist, unverträgliche Nahrungsmittel verträglich zu machen. Was für ein schöner Fortschritt für alle, die unter den Nahrungsmittelunverträglichkeiten unsäglich leiden und ihre Lebensqualität häufig extrem einschränken müssen.

Erster Fremdversuch, 06.10.2023

Nachdem ich diese neuen Erkenntnisse weiter gegeben hatte, kam am nächsten Tag der erste positive Bericht über die Wirkung von molekularer Rechtsdrehung D 100.000!
So klingt er:
„Die Arbeit erlaubte keine Pause. Mein Magen knurrte seinen Protest. Na gut, eine Hand voll Studentenfutter kann man ja so zwischendurch essen.
Ob ich nicht richtig gekaut habe? Jedenfalls bekam ich ziemlich deutliche Magenschmerzen. Das passte so gar nicht in mein Freitags-Konzept.

Da fiel mir doch ziemlich schnell die molekulare Rechtsdrehung D 100.000 ein. 2 x als Stirnstrich und ein paarmal als Magenbesänftigung, lecker und gesund direkt auf den Oberbauch als rechtsdrehende Spirale. Danach ist mir aufgefallen, dass das eine ganz natürliche und bekannte Bewegung ist, wenn mir etwas schmeckt. Kindheitserinnerung! Das machen doch auch Mütter, wenn die Kinder Bauchweh haben.
Die Magenschmerzen haben sich dann schnell verabschiedet, vielleicht 3-4 Minuten mag es gedauert haben. Ich hatte keine Uhr zum Beobachten.
Für heute erst einmal herzlichen Dank für das wirksame neue Mittel, das so schnell geholfen hat. Und Dank an den lieben Schamanen mit dem Versuchslabor im eigenen Kopf.

Zweiter Fremdversuch, Theresa, 07.10.2023

Theresa schreibt mir am 07.10.2023 diese Mail:
Endlich habe ich mich mit meiner alten Freundin (über 80 Jahre alt) Henriette zu einer Fahrt in ihr Gartenparadies verabredet – trotz Regen.
Sie war nicht so glücklich: Trotz Hilfe von sowohl einer Homöo – Kinesiologin als auch von Seiten der manuellen Therapie hatte sie dauerhafte Schmerzen am rechten Arm und schob diese auf ihre alte Hepatitis, die Du vor Jahren diagnostiziert hattest.
Sie könne kaum was anfassen oder halten. Hatte heute morgen eine Schmerztablette genommen, was bei ihr selten sei.
Ich schlug ihr vor, sich die Mittel einzustreichen, die ich gerade von Dir gelernt hatte:
molekulare Rechtsdrehung D100 000, Caprylsäure D30 und Apis D30 für „immer rechts".
Ergebnis: Es ging ihr zunehmend besser, sodass sie mir aus dem Garten Verschiedenes erntete, mit der rechten Hand und strahlend sagte: „Es tut mir nichts mehr weh, es geht mir so gut!" Das blieb bis nach Hause und bis zum Abschied.
Mit herzlichen Grüßen Theresa.

dritter Fremdversuch, Christel, 07.10.2023

Einkäufe von früher Unverträglichen Speisen
Es macht Spaß zu testen, was ich esse und was davon ok ist und was nicht.
So habe ich heute einige Sachen eingekauft, auf die ich schon lange verzichte, weil sie „nicht gesund" sind.
Kandierter Ingwer: Heiß geliebt! Der Biotensor war anderer Meinung. Nach ein paar rechtsdrehenden Spiralen (Manuelle rechtsdrehende Kreise mit dem rechten Zeigefinger) und der molekularen Rechtsdrehung D 100.000 als Stirnstrich konnte ich 2 Stückchen mit Freuden naschen.
Stollenkonfekt zu kaufen war schon Jahre wegen eines üblen Gefühls im Magen tabu. Heute tat ich es. Und zwar zum letzten Mal. Der Biotensor sagte heftig nein und selbst etliche rechtsdrehende Spiralen und die molekulare Rechtsdrehung konnten seine Meinung nicht ändern. Da klappte also die Verträglichkeit nicht.
Scheiben vom Marzipan-Butterstollen: Ich traute meinen Augen kaum, der Biotensor wedelte freundlich Zustimmung.
Nach der anstrengenden Gartenarbeit tat mein **Rücken** weh. Er bekam mental einige rechtsdrehende Spiralen und als Stirnstrich die molekulare Rechtsdrehung D 100.000.
Die positive Wirkung hat einige Stunden angehalten. Die Prozedur wurde wiederholt. Sollten die Schmerzen morgen wieder auftreten, probiere ich nur den Stirnstrich und lasse die Spiralen weg.

Überlegungen zu den Fällen

Tatsächlich scheint die Potenz von der molekularen Rechtsdrehung sich dahin gehend zu bewähren, dass unverträgliche Nahrungsmittel verträglich gemacht werden können. Silberpapier und Plastikfolie scheinen die rechtsdrehenden Kreise nicht aufzunehmen, sodass man die molekulare Rechtsdrehung direkt über den Nahrungsmitteln applizieren sollte.

● **Molekulare Rechtsdrehung D 100.000 ist Weltmeister für Nahrungsmittelunverträglichkeit.**

Rhus toxicodendron D 30, der Giftsumach – Überanstrengungen aller Art

- Erkältung und Grippe
- Fibromyalgie und Muskelschmerzen
- Gürtelrose und Herpes
- Knieschmerzen, Gelenkschmerzen, Arthrose und rheumatische Gelenkbeschwerden
- Lippenherpes

Eines der am häufigsten gebrauchten Mittel in der Homöopathie ist Rhus tox., der Giftsumach, der in den USA und in Kanada wächst. Berührt man seine Blätter, bilden sich sofort schmerzhafte Bläschen auf den Fingerspitzen, die brennen wie eine Gürtelrose.
Entsprechend wirkt Rhus tox. schmerzlindernd bei Herpes zoster.

Neben brennenden Schmerzen auf der Haut, Rückenschmerzen bei Überlastung und innerer Unruhe ist es das Hauptmittel für alle Überlastungen. Diese können physischer Natur sein – eine Radtour ohne Vortraining mit Muskelkater – oder geistiger Natur, wenn man sich beim Lernen überanstrengt – auch hier ist Rhus tox das Mittel das Wahl.

Beispiel

Eine 70 Jahre alte Verwandte von mir hatte sich bei einer Radtour überanstrengt, ihr linker Ellenbogen tat ihr weh. Es gab auch eine Ausstrahlung in den ganzen linken Unterarm. Bei Bewegungen mit Anstrengung, also den Anheben eines Gewichtes wie einem Buch kamen die Schmerzen sofort zum Vorschein. In Ruhe ergaben sich keine Schmerzen.

Bedauerlicherweise gingen die Beschwerden nicht rasch zurück, sondern persistierten über insgesamt 6 Wochen. Hier gab es also offensichtlich eine Überlagerung: Beginn mit Überanstrengung, Schmerzen im linken Ellenbogen. Danach viel zu langsame Rückbildung der Beschwerden, weil eine Kränkung noch unter der Haut gärte. Diese konnte die Ausheilung verzögern, weil sich Kränkungen gerne im linken Arm, der Schulter, dem Ellenbogen und dem Handgelenk bemerkbar machen. Hierfür gab ich dann noch Ignatia D unendlich. Fünf Minuten nach dem Stirnstrich machten wir einen Versuch mit einem Buch, aber die Ellenbogenschmerzen ließen sich nicht mehr provozieren.

● **Rhus toxicodendron ist der Weltmeister für Überlastungen.**

Rosenthaleffekt D 30 – genügend Platz für die eigene Entwicklung

Der Rosenthaleffekt ist ein Verzerrungseffekt von Studienergebnissen, der durch die Erwartungen des Versuchsleiters gegenüber den Probanden verursacht wird. Der Versuch mit Ratten und später mit Schülern zeigte, dass die Erwartungshaltung an Ratten über schnelle und langsame Bewegungen durch ein Labyrinth entscheiden. Die Erwartung eines Lehrers an die Schüler verursacht gute oder weniger gute schulische Ergebnisse.

In der Homöo - Kinesiologie wird diese Erwartungshaltung auf das eigene Leben übertragen. Hier wird die Erwartung an die Erfüllung unserer Lebensaufgabe gestärkt und die Erwartungshaltungen der Umgebung, der Eltern, Partner, Kinder, Arbeitgeber und des Finanzamtes zurückgedrängt zugunsten der Erwartungen an das, was das eigene Leben hergibt. Es ist ein Mittel, um die eigene Entwicklung zu stärken und ihr den richtigen Raum zu geben.

- **Der Rosenthaleffekt ist der Weltmeister bei der optimalen Gewichtung der Erwartungen an sich selbst und die Erfüllung der Erwartung von anderen an einen selbst.**

Ruta graveolens D 30, D 100 Mio., die Weinraute – Handgelenk, Karpaltunnelsyndrom

- Steifheit am ganzen Körper
- Überanstrengung der Augen durch angestrengtes Sehen mit Brennen und Schmerzen
- Rückenschmerzen besser im Liegen
- Beschwerden an den Sehnen mit Steifheits- und Zerschlagenheitsgefühl durch Verletzungen oder Überbeanspruchung
- Verletzungen der Knochenhaut
- Körperliche Erschöpfung mit Verzweiflung
- Ständiger Harndrang, auch noch nach dem Wasserlassen anhaltend

Ruta ist ein Verletzungs- und Verrenkungsmittel, das Ähnlichkeiten zu Rhus tox. und zu Arnica hat. Aus meiner Sicht ist es das beste Mittel bei allen Verletzungen, die sich im Bereich des Handgelenkes abspielen. Hierzu gehört auch das Karpaltunnelsyndrom. Obwohl es sich hierbei und eine Einengung des Nervus medianus handelt, der durch den Karpaltunnel zieht, und dieser dann zu Kribbeln und Schmerzen in den Fingern 1 bis 3 und zur Hälfte des 4. Fingers führt, scheint das Band, das den Karpaltunnel überspannt, auf Ruta zu reagieren.

Beispiel

Am 05.09.2023 war ich zur Fußzonenreflexmassage. Theresa war auf die linke Hand gefallen, hatte sich dabei etwas bei den Handwurzelkochen verrenkt, sodass sie bei Streckung der Hand und bei Druck auf den Karpaltunnel ein Brizzeln in den Fingern 1 bis 3 und 4 spürte.
Kinesiologisch kam nur ein einzige Mittel, Ruta, in der D 100 Mio.

Nach dem Stirnstrich mit Ruta ließ sich das Kribbeln durch Druck auf den Karpaltunnel nicht mehr auslösen. In der ersten Nacht nach der Therapie hingegen kam das Kribbeln doch wieder zum Durchbruch. Als sie erkannte, dass diese Beschwerden auch damit zu tun hatten, dass sie eine ungeliebte Arbeit „nicht in die Hand genommen hatte", war der Schmerz vollständig verschwunden. Hier kamen also zwei Therapieprinzipien zusammen, einmal die homöopathische Therapie mit dem Weltmeister für das Handgelenk, Ruta graveolens D 100 Mio., und die Erkenntnis.

Beispiel

Am 04.09.2023 erzählte mir Xenia, dass sie vor sechs Wochen auf die linke Hand gefallen wäre. Danach hatte sich das Handgelenk aber nicht mehr erholt, sodass sie sich wunderte, wie lange denn eine Regeneration benötigen würde? Da die linke Seite, der linke Arm, also die linke Schulter, der linke Ellenbogen und das linke Handgelenk häufig reagiert, wenn ein emotionales Problem im Hintergrund noch nicht gelöst ist, fragte ich nach Kränkungen in ihrem Leben.

Hier kam einerseits der Arbeitsplatz, der so sehr kränkend ist, dass sie im Moment bereit zu sein scheint, in die innere Emigration zu gehen. Sie macht ihre Arbeit richtig und gut, aber ohne Anerkennung und ohne das Gefühl, an der richtigen Stelle zu sein.

Zusätzlich gibt es schwere Enttäuschungen in einer Beziehung, auf die sie zunächst viel Hoffnung gesetzt hatte. Im Moment sieht es so aus, als ob eine Trennung dicht bevorstehen würde. Beide Belastungen wären geeignet, Schmerzen in der linken Schulter, im linken Ellenbogen oder im linken Handgelenk hervorzurufen.

Da sie auf das linke Handgelenk gefallen war, war es für den Körper wohl naheliegend und sinnstiftend, die Regeneration des linken Handgelenkes hinauszuzögern, um einen nicht gelösten Konflikt anzuzeigen.

Im kinesiologischen Test kam für das Handgelenk Ruta D 100 Mio., aber auch Schulter Komplex Z und Ignatia D unendlich. Das MRT hat dann ergeben, dass ein Mittelhandknochen (das Kopfbein) gebrochen war. Es waren also nicht nur die persönlichen Kränkungen, sondern tatsächlich auch eine Fraktur im Spiel, die die Heilung verzögerte.

**Ruta ist Weltmeister
für alle Handgelenksschmerzen.**

Sanguinaria D 30, die kanadische Blutwurz – Weltmeister bei der Normalisierung einer Hypermenorrhoe

- Rechtsseitige Migräne/Kopfschmerzen durch Überarbeitung besser durch Erbrechen und Schlaf
- Wässriger (Heu-) Schnupfen mit häufigem Niesen und starker Empfindlichkeit gegenüber Gerüchen von Pflanzen und Pollen
- Entzündung der Speiseröhre mit saurem Aufstoßen und starkem Sodbrennen
- Husten besser durch Absonderungen (Aufstoßen, Abgang von Blähungen, Erbrechen)
- Schulterschmerzen nachts, beim Armheben und nachts beim Draufliegen
- Brennen in verschiedenen Körperteilen (z.B. brennende Fußsohlen und Handflächen)
- Gerötete, brennende Wangen
- Husten mit zähem, rotbraunem Auswurf

Der Name der Pflanze sagt schon, worum es geht. Die Blutwurz stillt die zu starke Menstruationsblutung bei Frauen. Zusätzlich gibt es noch Schulterschmerzen rechts.

Beispiel

Eine Krankenschwester berichtete mir über ihre 12 Jahre alte Tochter, sie wäre jetzt in die Menarche eingetreten, aber ihre Blutung sei sehr heftig und lang gewesen. Sie hatte nun Angst, die Tochter könnte alle vier Woche viel zu viel Blut verlieren.

Ich empfahl die Anwendung von Sanguinaria D 12, 5 Tage vor den erwarteten Menses, jeweils eine Dosis pro Tag. Zusätzlich sollte sie ihre Tochter fragen, ob sie Schulterschmerzen rechtsseitig hätte.

Am nächsten Tag kam die Schwester völlig perplex zu mir und berichtete, ja, ihre Tochter hätte auch rechtsseitige Schulterschmerzen, von denen sie überhaupt nichts gewusst hatte, und woher ich das wohl wissen könnte? Das blieb ihr ein großes Rätsel.

● **Sanguinaria ist der Weltmeister bei zu heftigen Monatsblutungen.**

Sepia D 1000, die Tintenschnecke, der Tintenfisch – Überforderung

- Gleichgültigkeit
- Reizbarkeit
- Unwillkürliches Weinen
- Depressive Verstimmung
- Risse in der Mitte der Unterlippe oder den Mundwinkeln
- Leeregefühl im Magen, nicht besser nach dem Essen
- Morgendliche Übelkeit
- Weißer, stinkender, ätzender Ausfluss
- Ausbleiben der Periode oder zu früh und zu wenig
- Gefühl des Herabdrängens im Unterleib, muss Beine kreuzen
- Harninkontinenz bei Stress
- Verdickte, trockene Haut
- Besserung aller Beschwerden durch starke körperliche Bewegung (z.B. Tanz, Sport)
- Hitzewallungen und Schweißausbrüche während der Wechseljahre
- Haarausfall
- Gelbe Verfärbung der Haut über und neben der Nase
- Asthma besser durch Sport und körperliche Anstrengung
- Ringförmiger Bläschenausschlag
- Schmerzhafte Leber, besser durch Liegen auf der rechten Seite
- Bettnässen in den ersten Stunden des Schlafs
- Schwäche im Kreuz

Sepia ist ein hochkomplexes Wesen, das die Weltmeere seit vielen Millionen Jahren bevölkert und außerordentliche Überlebensstrategien entwickelt hat. Die Stimmung kann man an der Färbung der Körperoberfläche erkennen, die sich ändern kann wie bei einem Chamäleon.

Die Fortbewegung erfolgt nach dem Rückstoßprinzip durch eine Röhre, durch die das Meereswasser gepresst wird. Sepia hat einen harten Schnabel, mit dem es sogar Krabben knacken kann. Schließlich kann es bei der Flucht Tinte ausstoßen, die es in einer schwarzen Wolke unsichtbar werden lässt. Die Sexualität beschränkt sich darauf, dass ein Männchen seinen mit Sperma beladenen Arm dem Weibchen durch das Wasser zuschickt. Das Weibchen bewahrt dieses Päckchen auf, bis es einen geeigneten Zeitpunkt findet, es mit den eigenen Eiern zusammen zu bringen. Bei einem frühen Zeitpunkt der Eireifung werden die Eier an einer Art Wäscheleine aufgehängt, wo sich die Eier dann ohne mütterliche Fürsorge ganz von alleine entwickeln, bis sie als fertige Winzlinge schlüpfen und gewissermaßen bereits fertig sind. Die Brutpflege entfällt also beim Tintenfisch.

Sepia Patientinnen sind häufig an ihrer eigenen Karriere mehr interessiert als an der Brutpflege. Die Sexualität hat entsprechend einen eher geringen Stellenwert. Sepia ist fleißig, arbeitsam und pflichtbewusst. Bei Überforderung reagieren diese Patient:innen mit Depression.

Beispiel

Ein Lateinschüler erscheint abends gegen 22 Uhr mit der Fragestellung, wie man noch in letzter Minute schnell 20 lateinische Vokabeln lernen kann, wenn die Zeit zu Bett zu gehen eigentlich schon gekommen sei und man tagsüber mit Vielem beschäftigt war, nur gerade eben nicht mit den Hausaufgaben. Diese Situation ist vermutlich kein Einzelfall. Genaugenommen haben wir es hier auch mit Überforderung zu tun. Ich gebe einem solchen Schüler Sepia D 1000 oder Sepia D unendlich, damit die Lernfähigkeit für eine kurze Zeit generiert wird, die Vokabeln gelernt werden können und somit die Vokabelarbeit am Folgetag bestanden werden kann.

Beispiel

Juan, 14 Jahre alt, kommt mit seiner sehr sympathischen und empfindsamen Mutter.
Da Juan zunächst schüchtern ist, und auch energetisch höchstens bei 30% seiner Kraft zu sein scheint, übernimmt die Mutter die Anamnese.

Erstes Thema

Schulmüdigkeit. Die Schule ermüdet ihn, er hat keinerlei Lust mehr, in die Schule zu gehen. Schule bedeutet für ihn Stress und Minderung der Lebensfreude. Wegen einer deutlich erhöhten Augenposition erkundige ich mich nach Traumata in der Vergangenheit. Die Mutter erwähnt die lange Geburt von 24 Stunden, die mit der Saugglocke beendet wurde.

Ein zweites Trauma erscheint im kinesiologischen Test im 11. Lebensjahr. Hier hatte der Schulwechsel traumatisch gewirkt, weil seine alte Klasse mit dem Wechsel aufs Gymnasium zerrissen wurde. Beide Traumata waren energetisch verbunden mit dem Augenhochstand.

Erste Therapie für eine Enttraumatisierung

Psycho Komplex Z und
Aconit D unendlich.

Das Simile für Schulmüdigkeit ist Sepia. Das erscheint hier in der D unendlich.

Zweite Therapie für die Schulmüdigkeit

Sepia D unendlich

Im kinesiologischen Test erscheint für die Therapieresistenz die Rechtsdrehung und die Wechseldrehung in der D 1000.

Dritte Therapie für die Therapieresistenz

Rechtsdrehung D 1000,
Wechseldrehung D 1000.

Schließlich erscheint im kinesiologischen Test die Ahnenerlösung mit schwachem Arm! Ich erkundige mich bei der Mutter nach den Leichen im Familienkeller. Erstaunlicherweise sagt sie, „Die kann ich Ihnen genau erklären". Ein Großvater (anscheinend ein Sargschreiner und Bestatter) war plötzlich am Herzinfarkt verstorben und geistert noch in dem Haus herum, in dem die Familie wohnt.

Vierte Therapie

Wir besprechen das Vorgehen, wie wir einen Verstorbenen ins Licht schicken können.
Zusätzlich empfehle ich den Schutz Komplex Z. Als wir die Sitzung beginnen wollen, ist der Großvater bereits auf dem Weg zur mit gelbem Licht gefüllten Litfaßsäule und verschwindet im Licht und in der nächsten Dimension.

Wirkung der Therapien

Nach einer tiefen und langen Entspannung von ca. 15 Minuten ist Juan wie ausgewechselt. Er hat eine bessere Haltung, ein lebhafteres Gesicht, ist gut mit Energie versorgt, vielleicht bei 80%, und scheint wieder Kraft zu haben. Er selbst verspürt die Veränderung als „Ich fühle jetzt Leichtigkeit".
Ein Vergleich der beiden Fotos vor und nach der Therapie zeigt, wie groß der Unterschied tatsächlich ist.

- **Sepia ist Weltmeister bei der Reaktivierung der Lebenskraft bei Überforderung.**

Silicea D 1000, Siliziumdioxid, Kieselsäure – Wärmeregulation – Computerabsturz

- Eiterungen
- Beschwerden nach Impfung
- Frostigkeit
- Empfindlichkeit gegen Zugluft
- Verträgt keinen Alkohol
- Ängstlich und mutlos
- Schwitzen am Kopf
- Hornhautgeschwüre
- Gefühl eines Haars auf der Zunge
- Geschwollene Mandeln, stechende Schmerzen in den Mandeln
- Stuhl kommt nicht heraus, schlüpft wieder zurück
- Verstopfung vor und während der Menstruation
- Husten mit dickem, eitrigem Auswurf
- Weiße Flecken auf den Fingernägeln, Verformungen der Finger- und Zehennägel
- Füße sind eiskalt und schweißig
- Abszesse, Geschwüre, Fisteln, Nagelbettentzündungen
- Fördert die Austreibung von Fremdkörpern aus dem Körper (z.B. Holzsplitter)
- Beim Stillen blutiger Ausfluss aus der Scheide
- Erschöpfung und Schwäche
- Entwicklungsverzögerungen bei Kindern
- Computerabsturz

Silicea wird in der Homöopathie bei Problemen mit Haut, Nägeln, Knochen und Zähnen eingesetzt. Es wird auch bei langsamen eitrigen Prozessen wie Fisteln und Abszessen oder Drüsenschwellungen, Nebenhöhlen-, Ohr- und Mandelentzündungen eingesetzt, sowie beim Panaritium.

Bei Menschen mit kalten Händen, kalten Füßen, einer heißen Schulter, häufigem Frieren und Kälteempfindlichkeit ist es das reinste Wundermittel.

Beispiel

Eine 35 Jahre alte Frau, die mich wegen unerfüllten Kinderwunsches aufsuchte, hatte trotz einer Außentemperatur von 35°C eiskalte Hände. Da wir draußen auf einer Terrasse saßen, war das eine enorme physiologische Leistung des vegetativen Nervensystems, bei der enormen Hitze eine solche Kälte hervorzubringen.
Nach einer Gabe von Silicea D 1000 und D 100 Millionen wurden die Hände in kurzer Zeit, in etwa 5 Minuten, „schön warm", und die Hitze in der Schulter war abgeklungen.

Beispiel

Am 01.10.2023 testete ich Marion. Sie hatte kalte Hände und Füße, fror schnell, und die Schultern waren sehr warm. Marion erhielt Silicea D 1000, D 100 Mio. und D unendlich als Stirnstrich. Danach wurden ihre kalten und schweißigen Hände so warm, dass sie alle anderen Temperaturen unserer Hände unserer Kursteilnehmer übertraf. Der Kopf war ebenfalls heiß und rot geworden, die Hitze war gut zu spüren. Diese Hitze nahm in den nächsten fünf Minuten auch wieder ab und die Temperatur konsolidierte sich auf einer deutlich wärmeren Ebene als zuvor.

- **Silicea ist Weltmeister für die Wärmeregulation.**

Computerabsturz

Silicea ist ein Halbleiter und ist daher im Computer hauptamtlich vertreten. Siliciumdioxid reguliert im Computer die Magnetköpfe, die auf positiv oder negativ gestellt werden.
Sitzt eine Person mit konstitutionellen Beziehungen zu Silicea vor dem Computer, bekommt der Computer eine „Welle von Silicea" in sein System und reagiert irritiert. Je nach Intensität der Silicea – Konstitution kann es dann zum Absturz kommen, und die Maus reagiert einfach nicht mehr.

Beispiel

Eine Mitarbeiterin einer Arztpraxis hatte diese oben genannten Silicea Aspekte – sie war zart gebaut, schlank, hatte immer kalte Hände und Füße und neigte zum Frieren.
Wenn sie im Urlaub war, liefen alle elektronischen Geräte einwandfrei. Sobald sie aus dem Urlaub zurück kam, begannen die Probleme, die Computer standen still und die Herstellerfirmen wurden beauftragt, Mitarbeiter zu schicken, die die Störungen beheben sollten. Die Mitarbeiter fanden aber keine Störungen, und sobald sie weg waren, begannen die Computer wieder zu streiken. Nachdem die Arztpraxisbesitzerin einen meiner Kurse besucht hatte und um das Geheimnis von Kieselsäure wusste, gab sie der besagten Mitarbeiterin, einer Arzthelferin am Tresen, Silicea D 1000, und seither ist das Problem nicht mehr aufgetaucht.

Für diese Modalität – „Computerabsturz in Gegenwart von Frauen, die Silicea Aspekte aufweisen" – gibt es bei mir ca. 20 gut dokumentierte Fälle. Die Silicea Konstitution ist häufig, somit auch die Problematik mit störrischen Computern.

● **Silicea ist Weltmeister beim Computerabsturz.**

Stannum metallicum D 1000, das metallische Zinn – ausgeprägte Schwäche

- Mutlosigkeit, Traurigkeit, Angst
- Kochgerüche lösen Erbrechen aus
- Kopfschmerzen kommen und gehen allmählich
- Bauchkrämpfe besser durch harten Druck
- Stressbedingtes Fieber
- Große Schwäche, sogar zu schwach zum Sprechen
- Atemprobleme selbst bei geringer Anstrengung
- Husten mit viel Auswurf

Dr. Schamell hatte 2004 eine Vorlesung über Stannum metallicum gehalten und dabei sieben außerordentliche Fälle von Schwäche in verschiedenen Zusammenhängen präsentiert. Bei Sehgal findet man die verschiedenen Schwächeintensitäten mit „will getragen werden". Will getragen werden finden wir bei Chamomilla, die Kinder, die nur ruhig sind, wenn sie auf dem Arm getragen werden, und sofort anfangen zu schreien und wütend zu werden, sobald man sie ablegt. Hier liegt keinerlei Schwäche vor.
Will schnell getragen werden = Ungeduld, wie bei Arsenicum album. Will langsam getragen werden (aber eben, um nichts selbst machen zu müssen), mit Zeit, wie bei Pulsatilla. Aber: „Will über der Schulter getragen werden": Das ist Stannum metallicum. Diese Patient*innen haben nicht genügend Kraft, um die eigene Körperspannung aufzubauen und liegen wie ein Klappmesser über der Schulter, völlig schlaff, erschöpft und ausgepowert.

Weitere Symptome von Stannum metallicum:
Weint, ist verzweifelt, hat Angst vor der Zukunft, hat Angst, er würde nie wieder gesund werden.

Beispiel:

Ein 14 Jahre altes Mädchen hatte ein Pfeiffer'sches Drüsenfieber, das über mehrere Monate anhielt und das Kind so schwächte, dass es die Schule gar nicht besuchen konnte. Die Klassenfahrt sollte nach Griechenland gehen, und sie wäre liebend gerne mitgefahren, aber ihr Körper war unverändert so extrem geschwächt, dass eine Klassenfahrt überhaupt nicht in Frage kam. In dieser Situation war sie verzweifelt, weinte, hatte Angst, nie wieder gesund zu werden, alle gut gewählten homöopathischen Mittel halfen nicht. Schließlich verfiel der Kollege auf Stannum metallicum, C 30 vermutlich, und das Mädchen genas innerhalb von 14 Tagen und konnte dann tatsächlich die Klassenfahrt doch noch mitmachen. Wahlanzeigend war das Symptom: Betet im Schlaf. Wie ein Mantra hatte sie Tag und Nacht gemurmelt: „Ich möchte mit nach Griechenland", und hatte das gebetet wie einen Rosenkranz.

- **Stannum metallicum ist Weltmeister bei extremer Schwäche.**

Stramonium D 100 Mio., der Stechapfel – Festhalten und Loslassen

- Stottern
- Schielen
- Redseligkeit
- Spürt keine Schmerzen
- Kann nicht alleine und nicht im Dunkeln sein
- Geweitete Pupillen, Augen stehen hervor
- Angst vor Wasser und Tieren
- Beschwerden nach einem Schreck
- Wut und gewalttätiges Verhalten
- Nachtschreck (Pavor nocturnus)
- Kopf ruckt hin und her
- Verlangen nach Süßem

Stramonium oder Datura stramonium ist eine Pflanze mit weißer Blüte. Die Blütenblätter sind alle miteinander verbunden (halten sich fest aneinander) und haben eine sichelförmige Ausziehung zwischen jeweils zwei zusammen gewachsenen Blütenblättern. Das sind zwei Signaturen, die auf „Festhalten, anklammern" hindeuten. Die Frucht ist stachelig wie eine Kastanie.

Das Verlangen nach Licht ist wahlanzeigend für Stramonium, ebenso wie das Klammern an Personen. Zusätzlich ist Stramonium auch gewalttätig und wirft mit Gegenständen. Wie bei einem Junggesellenabschied wird Geschirr zertrümmert, eben aus Wut, Zorn und unbeherrschter Wildheit.

Beispiel:

Angelika kam humpelnd zu ihrer Freundin Monika, sodass ich dachte, bestimmt hat sie ein schweres Hüftleiden.

Sie humpelte aber aus einem ganz anderen Grund: Ihre Tochter Irina hing an ihrem Bein, sodass sie sich nicht frei bewegen konnte. Auch als sie sich setzte, blieb die Klette dicht bei ihr, indem sie ihre Arme um ihre schlanke Taille schlang und so immer mit der Mutter verbunden blieb. Da sie im übernächsten Monat zur Schule gehen sollte, also allein im Bus fahren sollte, war der Mutter schon ganz flau im Magen, wenn sie daran dachte, welche Szene Irina beim Abschied machen würde. Die beiden waren schließlich unzertrennlich. Wie trennt man siamesische Zwillinge? Mit Gewalt? Mit einer OP? Das kam hier ja nicht in Frage. Nachdem ich Irina Stramonium D 100 Millionen eingeklopft hatte, fiel sie von ihrer Mutter ab wie eine reife Pflaume vom Baum, rollte unter den Tisch, bekam einen kurzen Wutanfall „Das darf aber nie wieder passieren" - und war dann abgelöst. Die Verbindung konnte durch Stramonium gelöst werden. Ein Segen für diese Welt, die an allem festhält.

Stramonium ist der Weltmeister für das Loslassen.

Symphytum D 12, der Beinwell – Heilung von Knochenbrüchen, Kallusbildung

- Schlecht heilende Knochenbrüche
- Stechende Schmerzen
- Wunde Knochenhaut
- Stumpfe Verletzungen der Augen, der Knochenhaut, der Knochen
- Blaues Auge
- Knochenbrüche
- Phantomschmerzen
- Sehnen- und Bänderrisse sowie Magengeschwüre
- Symphytum wirkt auf Knochen, Sehnen, Bänder, Gelenke, die Augäpfel und den Magen.

Beispiel

In meinem ersten Kurs für Homöopathie in Bad Brückenau 1986 wurde am ersten Tag ein Fall vorgestellt. Ein Patient hatte sich einen Knochen gebrochen, aber nach 6 Wochen Gips war der Kallus immer noch nicht entstanden, und es drohte eine lange Zeit mit Gipsschiene. Dieser Patient bekam von einer Homöopathin daraufhin Symphytum D 12, und schon nach zwei Wochen waren die ersten verbindenden Knochenbälkchen im Röntgenbild zu sehen: Es begann sich Kallus zu bilden.
Der Patient berichtete mit strahlenden Augen, das wäre die Wirkung von Symphytum D 12, einem homöopathischen Mittel. Der Klinikarzt daraufhin: „Ach so, dann ist das hier sicherlich eine Spontanheilung".

Beispiel

Ein mit mir gut bekannter Röntgenarzt hatte bei einem haarigen Automanöver sein Brustbein hart auf das Lenkrad geknallt, sodass es gebrochen war. Leider kam es hier auch nicht zur Kallusbildung, sodass eine Pseudarthrose entstand, ein sogenanntes Scheingelenk.

Warum? Die Atemexkursionen verhinderten eine Ruhigstellung des Brustbeines, daher kam es nicht zu einer knöchernen Durchbauung. Das Brustbein und damit die Atmung kann man eben nicht ruhig stellen.

In dieser Situation fragte ich den sympathischen Kollegen, ob ich ihm behilflich sein dürfte, ich hätte da eine homöopathische Injektion mit Symphytum D 12. Als er etwas zögerlich zustimmte, nahm ich sofort den Spray und die aufgezogene Spritze aus der Kitteltasche - ich hatte alles schon griffbereit vorbereitet - und gab ihm eine Injektion in den Knochenspalt des Brustbeines. Für einen Moment tut das etwas weh, aber nach einer Minute klingt der Schmerz so weit ab, dass man kaum noch etwas spürt.

Zwei Wochen später machte der Kollege eine Kontroll - Röntgenaufnahme, und siehe da, zum Erstaunen aller, das Brustbein war jetzt knöchern durchbaut, das Stadium der Pseudarthrose (die lebenslänglich leichte Schmerzen beim Atmen verursacht haben würde) war überwunden und das Brustbein wieder ein stabiler Knochen geworden.
Aus Dank dichtete er einen kleinen Spruch für mich:
Hast Du ein kleines Auaweh, und sei es nur am kleinen Zeh,
Dann geh zu Doktor Zeeden, denn der behandelt jeden.

Hier war also durch Röntgenkontrollen gewissermaßen der Beweis geliefert, dass Symphytum den Knochen zum Zusammenheilen bringt, wenn er denn gebrochen ist. Diese Kenntnis ist 2000 Jahre alt, denn der römische Militärarzt Dioscurides ging mit einer großen Tasche mit Symphytum Wurzeln über die Schlachtfelder um zu sehen, wer von den noch lebenden Soldaten zu retten war.

● **Symphytum ist der Weltmeister**
für die Kallusbildung beim gebrochenen Knochen.

Thuja occidentalis D 30, D 200, der Lebensbaum – Impffolgen und Warzen

- Warzen
- Beschwerden nach Impfungen
- Mangelndes Selbstwertgefühl
- Depressive Verstimmung
- Fettiger Schweiß
- Gegabelter Harnstrahl bei Prostataerkrankungen
- Vergrößerung der Prostata
- Kindliches Asthma
- Hautausschläge nur an nicht bedeckten Körperteilen
- Braune Flecken auf der Haut von Händen und Armen
- Schwindel beim Augenschließen
- Geschwollene Hämorrhoiden mit Schmerzen beim Sitzen

Der abendländische Lebensbaum, der eigentlich Todesbaum heißen müsste, weil aus seinen dicht gedrängten Blättern früher ein Sud gebraut wurde, der zu Abtreibungszwecken getrunken wurde, steht auf jedem Friedhof. Seine giftigen Ausscheidungen sorgen dafür, dass in Thujawäldern kein Unterholz entsteht.

Schon Hahnemann hatte anhand eines interessanten Falles bei einem Theologiestudenten entdeckt, dass Thuja Urtinktur – die Blätter frisch gekaut – zu Warzen führen kann, während Thuja in der D 30 und D 200 Warzen zur Rückbildung bringt. Somit gilt Thuja als das beste Warzenmittel der ganzen Materia medica.

In meinem Bereich verwende ich Thuja D 200 bei allen Impffolgen. Impffolgen spielen heute eine größere Rolle als je zuvor, da mit der Einführung der mRNA gestützten Impfstoffe eine Gentherapie etabliert wird, deren Folgen nach zwei Jahren (2021 = Start der mRNA Impfungen) wegen der kurzen Beobachtungszeit kaum abzuschätzen ist.

Beispiel

Ein 1,5 Jahre altes Kind wird gegen DPT geimpft, also gegen Diphtherie, Pertussis = Keuchhusten und Tetanus. Danach entwickelt es eine Bewusstseinstrübung mit Jammern und Greinen. Es gibt auch keine Ansprechbarkeit mehr. Die Mutter ist hoch besorgt. Nach einer Gabe von Thuja D 12 kommt das Kind nach etwa fünf Minuten zur Ruhe. Am nächsten Tag ist wieder alles normal, so wie immer. Ein heiteres, aufgewecktes, interessiertes und vollständig genesenes Kind.

Thuja ist Weltmeister bei Impffolgen und bei Warzen.

Tuberculinum KOCH alt D 200, die Tuberkulose Nosode – Schamgefühl

- Reizbarkeit
- Bösartigkeit
- Verhaltensauffälligkeiten bei Kindern, Hyperaktivität
- Infektanfälligkeit
- Nachtschweiß
- Zähneknirschen während des Schlafs
- Verhärtete Lymphknoten
- Unverträglichkeit von Milch
- Anhaltender, trockener, kurzer Husten
- Symptome wechseln ständig
- Schnelle Abmagerung
- Geschwüre in der Nase mit grünem, übel riechendem Eiter
- Rheumatische Gelenkschmerzen
- Furcht vor Tieren
- Vergrößerte Mandeln

Lange bevor Robert Koch im Jahre 1900 das Tuberkel Bakterium unter dem Mikroskop erkannte, hatten schon Versuche begonnen, die Tuberkulose mit Antikörpern zu besiegen. Diese wurden bei Pferden und Kühen durch Inokulationen gewonnen. An diesem Punkt der Medizingeschichte arbeiteten Homöopathen und konventionelle Mediziner zusammen.

Für die Herstellung der Tuberkulose Nosode wurde dann letztlich ein tuberkulöser Herd verwendet, der sich bereits im Stadium der Verkäsung befunden hat. Es ist keine sehr appetitliche Vorstellung, den energetischen Abdruck von tuberkulösem Käse einzunehmen, aber in vielen Fällen außerordentlich hilfreich.

Tuberkulose ist eines der größten Kapitel der inneren Medizin und Bakeriologie, weil sich Tuberkulose in allen Organen manifestieren kann. Tuberkulose bedeutet, dass das Immunsystem zu schwach ist, um sich gegen die Tuberkelbazillen zu wehren. Somit imponiert die Tuberkulose mit subfebrilen Temperaturen, Nachtschweiß, Schwäche, Gewichtsabnahme und unstillbarem produktivem Husten. Diese besonders eindrucksvolle Infektanfälligkeit führt zu einem wichtigen Indikationsgebiet von Tuberculinum: Die Krankheitsanfälligkeit. Mit Tuberculinum KOCH alt D 200 können wir die Infektanfälligkeit so weit beeinflussen, dass es nur noch zu wenigen Infekten im Jahr kommt. Ein außerordentlicher Gewinn für die Gesundheit.

Bei Patienten, die von mir enttraumatisiert werden wollen, finde ich häufig in der Vorgeschichte aber auch in der traumatischen Situation das Gefühl der Scham. Hierüber spricht niemand gerne, und manchmal muss man die Scham mehr aus der Anamnese heraushören, als dass sie direkt verbal mitgeteilt wird.

Was hat Scham mit Tuberkulose zu tun? Früher erkrankten jene Menschen, die zu wenig zu essen hatten, die sich kein Holz zum Wärmen leisten konnten und die letztlich zu den Armen gehörten, die in einer Vorstadt wohnten, weil sie sich eine Miete in der Stadt nicht leisten konnten. War jemand an Tuberkulose erkrankt, wurde damit Armut und „schlechtes Leben" assoziiert. Hatte man Tuberkulose, war man gewissermaßen aussätzig, wie es in der Bibel beschrieben wird. Wurde man also wegen der Ansteckungsgefahr gemieden, löste das Schamgefühl aus.

Beispiel

Kein geringerer als Pfarrer Kneipp (1821 – 1897) kam aus erbärmlich bedürftigen Verhältnissen. Wegen seiner Begabung sparten die Eltern alles auf, um ihm ein Studium der Theologie zu ermöglichen. Kurz vor Antritt des Studiums brannte das Haus ab und alle Ersparnisse gingen in den Flammen auf. Letztlich konnte er aber sein Studium doch noch antreten. Während er also in einer Zelle der vormaligen Jesuitenniederlassung in Dillingen saß und studierte, erkrankte er 1846 wegen seiner dürftigen Verhältnisse an „Bluthusten", also an Tuberkulose. Damals konnte man ohne eine Behandlung mit Wärme und viel Sonnenlicht leicht an einer Tuberkulose sterben. Kneipp fand einen interessanten Ausweg, der sehr viel Disziplin erforderte, die die meisten Patienten vermutlich nicht aufbringen können. Er badete jeden Morgen in der eiskalten Donau oder im Donauried und genas von dieser schweren und potenziell tödlichen Krankheit. Das gab ihm später das Rückgrat und das Vertrauen, dass man mit Wasseranwendungen sehr viel heilen kann.

Beispiel

Eine 40 Jahre alte Frau war in ihrer Kindheit schwer traumatisiert worden. Sie musste damals oft in einen dunklen Keller gehen, um etwas zu holen, während sich die beiden Eltern an der Angst des Mädchens weideten. Diese Frau kam unter anderem zu mir mit der Fragestellung, sie traut sich nicht, Männern in die Augen zu sehen, weil sie sich schämt.

Nach Applikation von Tuberculinum KOCH alt D 10.000 kam es zu einem ausgeglichenen Selbstwertgefühl. Zusätzlich wurden in diesem komplizierten Fall noch weitere Mittel gegeben, so auch Aconit D 50.000, um ihre Ängste aufzulösen. Für Tuberculinum sprach noch eine extreme Infektanfälligkeit, die jedes Mal mit Husten einherging.

Durch Tuberculinum KOCH alt D 10.000 verschwand das ausgeprägte Schamgefühl Männern gegenüber, und sie konnte ihnen danach in die Augen sehen und auch scherzen.

Tuberculinum ist der Weltmeister für die Auflösung von Schamgefühl und die Auflösung von Infektanfälligkeit.

Zeugung D 100 Millionen, Entstehung des Lebens – Korrektur des Horoskops

Welch seltsames Mittel, das den Moment der Zeugung reflektiert, den Augenblick, in dem neues Leben entsteht.

Bei Enttraumatisierungen gehe ich oft an der Zeitschiene zurück, um zu erfahren, zu welchem Zeitpunkt ein Trauma stattgefunden hat. Dabei kam ich nicht selten genau zum Zeitpunkt der Zeugung, sodass die Dramatik eines Lebens schon im ersten Moment entstanden war. Eine Zeugung kann liebevoll, mit gemischten Gefühlen oder natürlich auch mit einer ablehnenden Haltung der zukünftigen Eltern in Erscheinung treten.

Beispiel

Der erste Fall liegt lange zurück – ich hatte eine Patientin, Sabrina, die ihr Leben lang gekämpft hat. Natürlich war sie auch in einer Handballmannschaft, hatte viel Ehrgeiz, und kam durch Energie, Begabung und Ehrgeiz bis in die Nationalmannschaft. In der Ehe wurde natürlich auch gekämpft. Letztlich war sie nie so richtig glücklich, bis sie endlich ein Kind bekam. Das waren dann ihre ersten „glücklichen Minuten" in ihrem Leben. Nun war die Fragestellung, wo die Wurzel dieser unglücklichen Gefühle liegen mochte. Kinesiologisch kam ich zum Zeitpunkt der Zeugung.

Hierzu erzählte Sabrina, dass sie 1942 geboren wurde, mitten im Krieg. Ihr Vater war 9 Monate vorher von der Front zu einem Heimaturlaub nachhause gekommen, hatte einige wenige Tage mit ihrer Mutter verbracht, hatte Sabrina gezeugt und war dann an der Front gefallen.

Hier konnte ich mir vorstellen, dass über der Zeugung nicht nur Liebe und Anhänglichkeit schwebten, sondern Sorgen, Mutlosigkeit, Zweifel über eine Rückkehr oder die Unsicherheit, wie die Zukunft aussehen mochte, die 1941 noch im Ungewissen hing.
In diesem Zeitraum also wurde Sabrina gezeugt – keine Stimmung der Freude, sondern eine Stimmung der Zweifel, des Abschiednehmens, der unsicheren Zukunft, vielleicht auch der Trauer und der Verzweiflung.

Kinesiologisch kam das Mittel Zeugung D 100 Millionen sehr gut, sodass ich den Eindruck hatte, dass man mit diesem Impuls nachträglich der Zeugung noch einen positiven Impuls geben kann.

● **Zeugung D 100 Millionen kann eine Zeugung nachträglich mit positiver Energie versorgen.**

Literaturverzeichnis

Gothe und Drinnenberg, Homöopathische Leitbilder, Lernen mit Cartoons

Hahnemann, Samuel, die chronischen Krankheiten

Hering, Constantin, Wirkungen des Schlangengiftes / zum ärztlichen Gebrauche zusammengestellt

Koch, Robert, Tuberculosis

Kneipp, Sebastian, So sollst Du leben

Mezger, Julius, gesichtete Arzneimittellehre, 2 Bände, Haug Verlag

Nash, E. B., Leitsymptome in der Homöopathischen Therapie, 13. Auflage, Haug Verlag, Lac caninum

Popp, Fritz-Albert, Bericht an Bonn, Ergebnisse eines Forschungsauftrages zum Wirksamkeitsnachweis der Homöopathie

Robbins, Tony, Grenzenlose Energie

Schamell, Vortrag 2007 in Frankfurt, Stannum

Sehgal, Stannum

Nachtrag

Fritz-Albert Popp, Bericht an Bonn

Inhaltsangabe der Forschungsarbeit

„Homöopathie ist beweisbar, aber nicht bewiesen".

In diesem Bericht wird gezeigt, dass die ultraschwache Zellstrahlung grundsätzlich die biologische Wirkung und Wirksamkeit von Substanzen niedriger Stoffkonzentration nachweisen kann. Auch im Fall der Homöopathie gibt es eine Reihe von Indizien für die von den homöopathischen Ärzten behauptete Wirksamkeit.

So lassen sich im Bereich niedriger Stoffkonzentrationen um D 6 Synergismen nachweisen, die durch das Rezeptormodell nicht erklärt werden können, den Vorstellungen der Homöopathen aber entgegenkommen.

Der Autor setzt sich aber auch kritisch mit den heute üblichen Vorstellungen pro und contra auseinander und belegt, dass eine wissenschaftliche Begründung der Homöopathie teilweise eines Umdenkungsprozesses bedarf. Diese notwendige Veränderung reicht vom Konzept bis in inhaltliche Fragen.

POPP stellt in diesem Bericht erstmals einen Test vor, der grundsätzlich die Malignität von Zellen zu analysieren gestattet. Die Forschungsergebnisse des Autors zeigen auch, dass sich Tumorzellen durch homöopathische Mittel positiv beeinflussen lassen.

ISBN 3-88699-012-5

Nachwort

Obwohl es bereits einige Bücher gibt, die sich um eine besonders übersichtliche Darstellung der bewährten Indikationen in der Homöopathie bemühen, fehlt noch der Aspekt der Weltmeister. Hiermit ist gemeint, ähnlich, wie es bei den Leitsymptomen der Fall ist, oder beim king pin, dem Königsnagel von Schamell, die Systematik, wie man Mittel mit einer großen Sicherheit und Treffsicherheit einsetzen kann.

Natürlich können viele Mittel unendlich viele Aspekte abdecken, dennoch war für mich immer sehr eindrucksvoll, wenn ich erkannte, dass ein Mittel für eine Eigenschaft in ganz besonderer Weise zuständig ist.

Mein Schlüsselerlebnis hatte ich bei dem Mittel Ferrum metallicum D 30. Damals, Mitte der Neunziger Jahre, arbeitete ich nur klassisch, mit einigen der Einschränkungen, die ich heute über Bord werfen durfte, wie den angeblich störenden Einfluss von Kaffee, Pfefferminze und ätherischen Ölen, oder die Warnung, dass man Hochpotenzen nicht täglich geben dürfe, da der Patient sonst in das Arzneimittelbild hinein rücken würde und Symptome des Mittels entwickeln würde.

Ferrum metallicum hatte bei einer Patientin bei einer Schultersymptomatik eine so schnelle, vollständige und gründliche Wirkung gezeigt, dass ich damals dachte, das kann es nur bei einem Konstitutionsmittel geben. Als ich am Folgetag mit der Patientin das Mittelbild von Ferrum metallicum durchsprach, stellte sich heraus, das sie außer die Schultersymptome nichts mit dem Mittelbild von Ferrum metallicum gemein hatte.

Das wunderte mich sehr, und so dachte ich, die Erklärung könnte darin liegen, dass Ferrum metallicum gut, vielleicht sogar immer, auf die rechte und linke Schulter wirkt, egal, ob es sich nun um das Konstitutionsmittel handelte oder nicht. Damals kam ich also erstmals auf die Idee, dass einige Mittel Weltmeistereigenschaften besitzen, die man immer ausspielen kann, wie einen Joker im Kartenspiel gewissermaßen. Wir brauchen also nicht die Farbe Rot oder Schwarz, oder Kreuz oder Herz, sondern der Joker steht für alle Karten stellvertretend.

Das war also der Start.

Gerne übergebe ich dieses Buch mit den wertvollen Weltmeistereigenschaften vieler bekannter, aber auch in diesem Jahr erst erkannter Mittel, wie der Caprylsäure D30 oder der molekularen Rechtsdrehung D 100.000 allen interessierten Heilern, Ärzten, Heilpraktikern, Psychotherapeuten und gut informierten Laien, deren Anzahl täglich wächst.

Mit den besten Empfehlungen für eine nützliche, effektive und kunstgerechte Anwendung aller Mittel!

Heinrich Zeeden, 20.10.2023

Weitere homöopathische Mittel, mit und ohne den Aspekt der bewährten Indikation

Arsenicum album D 100 Mio.
Belladonna D 30
Bryonia D 30, D 100.000
Caladium D 100 Mio.
Calcium silicatum D 100.000
Cantharis D 30
Cardiospermum D 30
Causticum D 1000
Chamomilla D 30
Cicuta virosa D 1000
Cocculus D 12, D 30
Coccus cacti D 30
Colchicum D 30
Crotalus horridus D 6, D 12, D 30
Cuprum metallicum D 1000
Helleborus D 12, D 30
Hyoscyamus D 30
Hypericum D 200
Ignatia D 1000
Kalium carbonicum D 30
Lachesis D 30
Lycopodium D 1000
Lycopus D 12
Mercurius solubilis D 30
Mezereum D 12
Naja tripudians D 30
Natrium chloratum D 100 Mio.
Natrium sulfuricum D 30
Nux vomica D 30
Opium C 1000
Palladium D 100 Mio.
Phosphor D 1000
Psorinum D 1000
Pulsatilla D 1000
Radium bromatum D 16
Rhus tox. D 30
Sanguinaria D 30
Sepia D 1000
Silicea D 1000
Solidago D 12, D 30
Staphisagria D 1000
Stramonium D 30
Sulfur D 1000
Symphytum D 12
Thuja D 200
Tuberculinum D 200

Überblick

Die Zusammenstellung der wichtigsten klassischen Mittel in der Homöopathie enthält eine Übersicht über häufig verwendete Mittel. Um die Sicherheit in der Anwendung der klassischen Mittel zu verbessern, ist dieser ultrakurze Leitfaden entstanden.

Was bedeutet schon „die wichtigsten Mittel"? Eine Reiseapotheke ist die kleinste Einheit von „wichtigen Mitteln". Die Auswahl fällt immer schwer, weil je nach Kenntnis des jeweiligen homöopathischen Arztes oder Heilpraktikers und je nach der Erfahrung mit den verschiedensten Mitteln das eine oder andere Mittel für wichtig gehalten wird, die weniger genutzten und kleinen Mittel eher als „verzichtbar" eingestuft werden.

Meine Auswahl orientiert sich an dem ausgezeichneten Buch von Alexander Gothe und Julia Drinnenberg, die in ihrem Buch „Homöopathische Leitbilder" eine Fülle von Cartoons, zu jedem der 50 besprochenen Mittel witzige Zeichnungen veröffentlicht haben. Diese Cartoons verdeutlichen das Symptom, und lassen sich durch eine klare Bildersprache gut einprägen.

01. Die klassischen homöopathischen Mittel mit ihren wichtigsten Symptomen

02. Mittel der Homöo - Kinesiologie

01. Die klassischen homöopathischen Mittel mit ihren wichtigsten Symptomen

Aconit D 1000

- Plötzlichkeit (Aura-Zerreißung, steht neben sich – bei Schock oft mit Opium)
- Todesangst
- Schreck
- Zugluft (auch Kali-carb)

Anacardium D 30

- Besetzung
- miserables Selbstwertgefühl
- Entscheidungsunfähigkeit

Apis D 30

- Insektenstiche
- extrem wenig Durst
- Kälte verbessert sofort

Argentum nitricum D 1000

- Angst, es könnte etwas passieren
- Lampenfieber
- Verlangen nach Süßem, das nicht vertragen wird.

Arnica D 30

- alle groben Verletzungen, die mit einer Blutung einhergehen (unblutig: Bellis per.)
- jede kleinste Erschütterung schmerzt
- Schmerzen und Hämatome durch Verletzung

- bei Apoplex: D200 i.v.
  oder Cayennepfeffer flüssig auf die Zunge
  oder Kombination Arnica D1000 + Urokinase D30
  + Streptokinase D30 + Scheitelchakra D30 + Arteriae D30

Arsenicum album D 100 Mio.

- alle Ängste
- alle Hautkrankheiten, vor allem bei trockener Haut (Psoriasis z.B.)
- Schwächemittel (flau im Magen, weiche Knie)
- Nahrungsunverträglichkeit
- Genauigkeit bis zur Pingeligkeit
- Angst, vergiftet zu werden
- Kontrollsucht

Belladonna - „schöne Frau" D 30

- schneller Puls
- klopfende Kopfschmerzen
- Hitze im Kopf, Kälte an den Händen und Füßen

Bryonia D 100 000

- Husten, Reizung der Bronchien.
- Rippenfellentzündung
- Geizhals, Sparsamkeit.

Caladium D 100 Mio.

- Hilflosigkeit
- Ohnmacht
- Depressionen, Burnout (oft Kombination mit Palladium), Enttraumatisierung

Calcium silicatum D 100.000

- Schmerzen in einer Schulter oder einem Ellenbogen
- Oft Einschränkung im beruflichen oder emotionalen Bereich

Cantharis D 30

- schneidendes Wasser
- Verbrennungen aller Art, z.B Sonnenbrand, Verbrühung
- Blasenentzündung

Cardiospermum D 30

- allergische Erkrankungen aller Art
- Heuschnupfen
- Asthma bronchiale

Causticum D 1000

- verletztes Gerechtigkeitsgefühl
- Lähmungen
- Muskelschmerzen mit Gefühl „wie zu kurz".

Chamomilla D 30

- Zorn, Wut, wie z.B. Rumpelstilzchen (Vergleich Lyc., Nux-v., Cicuta vir.)
- provokanter Zorn
- Schlafstörungen bei aufgeregten Kindern
- Hauptmittel bei Zahnungsbeschwerden bei Säuglingen/Kleinkindern

Cicuta virosa D 1000

- Hass
- Epileptische Zuckungen

Cocculus D 12 (oder D 30)

- Schwindel bei Bewegungen, z.B Reisen im Auto. Unerträglichkeit von Schaukeln.
- „ich muss das ertragen, es geht eben nicht anders".
- Erkennt alles, aber kann sich nicht bewegen.

Coccus cacti D 30

- Würgereiz bei der Berührung der Mundschleimhaut
- Husten
- äußerst zäher Schleim, der nicht geschluckt werden kann, fadenziehend

Colchicum D 30

- Gicht
- starke Gelenkschmerzen mit Entzündung
- extreme Geruchsempfindlichkeit mit Neigung zur Ohnmacht
- Schwangerschaftserbrechen

Crotalus horridus D 6, D 12, D 30

- Zysten aller Art
- Parasiten Erkrankung, zum Beispiel Würmer
- rechtsseitige Lachesis. Empfindlichkeit der rechten Körperseite.
- Rechtschreibschwäche

Cuprum metallicum D 1000

- Muskelkrampf,
- Morbus Raynaud,
- Asthma bronchiale,
- Epilepsie

Helleborus D 12, D 30 (Christrose)

- Schilddrüsenunterfunktion (+ Halschakra D30 + Schilddrüse D30)
- Langsamkeit des Gehirns, langsames Denken
- Desinteresse am Leben, Initiativelosigkeit, Folgen von Schädel – Hirn Trauma

Hyoscyamus D 30

- Verrücktheit, Wahnvorstellungen
- wahnsinnige Eifersucht
- wahnsinnig schnelles Reden
- Kontrollverlust

Hypericum D 200

- verletzter Nerv
- Depressionen

Ignatia D 1000

- Kränkung
- Widersprüchlichkeit
- Enttäuschung, Liebeskummer
(auch: Rubin D 1000, Kleiner Bär S.C. unendlich)

Kalium carbonicum D 30

- Übersäuerung
- Herzdruck

Lachesis D 30

- linke Körperseite überempfindlich
- kann keinen engen Kragen tragen und vertragen
- spricht wie ein Wasserfall
- Berührungsempfindlichkeit
- Intriganz, Interesse an Macht
- Wichtiges Mittel bei Mobbing
(Lach. D300 000, Anacardium D30, Türkis D1000)

Lycopodium D 1000

- schwaches Selbstwertgefühl
- duckt nach oben, tritt nach unten
- Leberschwäche, Blähungen
- Rechtsseitiges Mittel

Lycopus D 12

- wirkt bei Schilddrüsenüberfunktion (auch Ars. jodatum: Konstitutionsmittel unserer Zeit)

Mercurius solubilis D 30

- Ausleitung von Quecksilber bei Amalgambelastung
- Akne vulgaris bei jungen Menschen
- Mundgeruch
- innere Anspannung
- jede Temperaturänderung verschlechtert

Mezereum D 12

- Herpes (Rhus-tox., Virusnosode D30, Imipenem D30, Zincum metallicum D12, D30)

Naja tripudians D 30

- Angina pectoris,
- Herzinfarkt

Natrium chloratum D 100 Mio.

- Trauer und Verlust
- kehrt immer wieder zu den alten Wunden zurück und pflegt sie
- kann nicht vergessen und vergeben
- erhöhtes Salzverlangen
- Schuldgefühle

Natrium sulfuricum D 30

- Hüftschmerzen

Nux vomica D 30

- kurze und heftige Wutausbrüche, aber nicht nachtragend
- alle Rückenschmerzen
- vegetative Symptome, z.B Niesanfälle
- setzt sich selbst unter Druck und Spannung, Stressor
- löst Nebenwirkungen von allen konventionellen Mitteln auf

Opium C 1000

- alle Schockfolgen und Folgen von Traumata
- Gleichgültigkeit gegenüber eigenen Leiden,
- Schmerzlosigkeit, wo Schmerzen angenommen werden könnten
- Angst, alles könnte schlimmer werden

Palladium D 100 Mio.

- Gefühl, alleine gelassen zu sein

Phosphor D 1000

- „Der Lichtträger"
- Hellsichtigkeit
- beginnt vieles, beendet weniges wegen Schwäche
- bekommt rasch blaue Flecke
- Nasenbluten
- Kann die Beschwerden von anderen Personen am eigenen Körper spüren

Psorinum D 1000

- Juckreiz
- Hauterkrankungen mit Juckreiz
- Angst vor Armut, der Zukunft, Depression
- Angst, unheilbar krank zu sein

Pulsatilla D1000

- Entscheidungsschwäche (hier Potenz D 100 Mio. besser!)
- grundloses Weinen
- wechselnde, wandernde Beschwerden (Gelenke)

Radium bromatum D 16

- Folgen von Bestrahlung
- Folgen von Erdstrahlen
- starke innere Unruhe

Rhus tox. D 30

- innere Unruhe
- Hauterkrankungen mit brennendem Charakter (Herpes)
- Überanstrengung im weitesten Sinne (z.B Muskelkater)
- „Anlaufschmerz" und Verschlimmerung bei nasskaltem Wetter (wie Rhododendron)

Sanguinaria D 30

- Schmerzen der rechten Schulter
- starke Periode (Eisenmangel)

Sepia D 1000

- ausgeprägter Ehrgeiz
- Karrierebewusstsein
- Depressionen, Arbeitsunlust (bei Schülern z.B.)
- Wichtigstes Mittel bei gynäkologischen Beschwerden

Silicea D 1000

- kalte Hände und Füße,
- leichtes Frieren, auch im Sommer
- schwaches Selbstwertgefühl
- neugierig, will alles wissen
- Angst vor spitzen Gegenständen, z.B Nadeln und Scheren
- Mangel an Energie und Resorpionsfähigkeit

Solidago D 12, D 30

- alle Nierenerkrankungen
- Morbus Bechterew, Spondylitis ankylosans

Staphisagria D 1000

- Schwerste Kränkung, Demütigung, innere Empörung
- Blasenentzündungen
- Schnittverletzungen

Stramonium D 30

- Wildheit
- Sturheit
- Folgen von häuslicher Gewalt (Prügel, Strafen)
- Verlangen nach Licht
- Klammern (hilfreich bei Ablöseprozessen)

Sulfur D 1000

- alle Hauterkrankungen,
  vor allem bei Juckreiz und Kratzen bis es blutet
- Auflösung alter Nebenwirkungen von Antibiotika
- hoffnungsvoller, optimistischer Mensch
- Reinigungsmittel (chemisch 6-wertig,
  daher sehr vielschichtiges Mittel)

Symphytum D 12

- regt bei Knochenbrüchen die Kallusbildung an
- stumpfe Augenverletzungen

Thuja D 200 (Abendländischer Lebensbaum)

- alle Impffolgen
- harte Knoten, Warzen, alle Ausstülpungen
- lässt sich nicht in die Karten sehen
- Ekel aus einem fremden Glas zu trinken

Tuberculinum Koch alt D 200

- Immunschwäche, häufige Infekte, chronischer trockener Husten
- Reisefieber in allen Lebenslagen
- Verlangen nach Abwechslung

Antikörperbildung D 30

Wird bei allen Allergien verwendet. Zusätzlich bei chronischer Polyarthritis und bei Weichteilrheumatismus (Kollagenosen).

Atlas Komplex Z

Wird bei allen Wirbelsäulenverbiegungen (Skoliose) und bei allen Arthrose Schmerzen verwendet.

Beinlängendifferenz D 30

Wird bei allen Wirbelsäulenverbiegungen (Skoliose) und bei allen Arthroseschmerzen verwendet.

EMDR D 1000

Wird zusätzlich zu Opium C 1000 bei der Enttraumatisierung verwendet.

Familienaufstellung D 1000

Wird verwendet, um das Geflecht der Generationen zu harmonisieren. Bei Suizid in der Familie, Gewaltanwendung, bei Zerwürfnissen etc.

Hinderliche Glaubenssätze D 1000

Bei Sätzen wie „das kann ich nicht“ oder „mir kann keiner helfen“ ist dieses Mittel wichtig.

Hirnhautverziehung D 30

Wird bei allen Wirbelsäulenverbiegungen (Skoliose) und bei allen Arthroseschmerzen verwendet.

Intrinsic Faktor D 30

Bei Vitamin B-12-Mangel.

Medulla ossis D 30

Lebensknick.
Vitalitätsverlust.
Depression

Narbenunterspritzung D 30

Bei allen Narben, die Störfeldcharakter haben.

Seelenanteile D 30

Wenn Fähigkeiten nicht entwickelt werden konnten oder entwickelte Fähigkeiten wieder verloren gehen.

Tinnitus Komplex Z

Bei allen Ohrgeräuschen und bei Hörverlust.

Ultima Ratio D 30

Bei toxischen Belastungen.
Ausleitung von belastenden Stoffen aller Art.

Yucca Schidigera D 1000

Lebensknick
Vitalitätsverlust
Depression.

Technische Daten, Zugang zu den Einzelmitteln und den Komplexmitteln

für Deutschland:	Burgapotheke Frankfurter Str. 7, 61462 Königstein Inhaber: Uwe Rose Telefon 06174 - 9929500 c.voss@apotheke-koenigstein.de
	Apotheke am Mainzerhofplatz Mainzerhofplatz 14, 99084 Erfurt Inhaberin: Jana Kanan Telefon 0361 – 64 31 836 apo.mainzerhofplatz14@gmx.de
für Österreich:	RA – Essenzen Baumgarten 20, A – 4209 Engerwitzdorf Österreich Inhaberin: Annette Rabeder Telefon 0043 – (0)732 24 44 12 office@ra-essenzen.at www.ra-essenzen.at
für die Schweiz:	Maria Zemp Gütsch 12, CH – 6139 Willisau Schweiz 0041 – (0)79 – 422 03 79 mzemp@abix.ch

Informationen zu den Komplexmitteln:

Dr. med. Heinrich Zeeden
Poelring 26, 23560 Lübeck
Heinrich.Zeeden@gmx.de

Lieferbare Skripte

Bestellung beim Autor, Heinrich.Zeeden@gmx.de
und bei Annette Rabeder, office@ra-essenzen.at.

Alpha Kurs (10 Euro)
Alphatechniken, Einführung ins Thema (10 Euro) 2105
Alphatechniken in der homöopathischen Sprechstunde (10 Euro) 2021
Ausleitung (10 Euro)
Edelsteine in der Homöopathie (20 Euro)

Einstieg in die Homöo – Kinesiologie (10 Euro) 2015
EMDR (10 Euro)
Erklärungen zur Homöo – Kinesiologie (10 Euro)
Hausapotheke nach Dr. Zeeden (10 Euro)
Haut in der Homöopathie (05 Euro)

Die Homöo – Kinesiologie (20 Euro)
Die Homöo – Symptomologie (10 Euro) 2016
Kinesiologie, Einführungskurs (10 Euro)
Kinesiologie, diagnostisches und therapeutisches Werkzeug
Kinesiologische Mudratestung (Systematik) (20 Euro)

Kompendium der Komplexmittel (10 Euro) 2016
Krebsbehandlung in der Homöopathie – die Banerji Protokolle (10 Euro) 2018
Lieblingsfarbe und Schrift nach Dr. H. V. Müller (20 Euro)
Neue Mittel in der Homöopathie (30 Euro) 2015
Neuraltherapie (05 Euro)

Planeten und Sternzeichen in der Homöopathie (10 Euro)
Die Sehgal Methode (20 Euro)

Sucht aus homöopathischer Sicht (10 Euro)
Ultima Ratio (10 Euro)

Bücher von Heinrich Zeeden:

info@db-Buchshop.de

Abenteuer Homöopathie Band 1 (19,90 Euro)

Abenteuer Homöopathie Band 2 (25,95 Euro)

Systematik der Homöo – Kinesiologie (16,90 Euro)

Repertorium der Homöo – Kinesiologie (24,95 Euro)

Alphatechniken in der Praxis (24,95 Euro)

Erlebnisse auf dem Jakobsweg (24,95 Euro)

BoD, Bestellung über info@BoD.de

Abenteuer Homöopathie Band 3 (19,90 Euro)

Abenteuer Homöopathie Band 4 (19,90 Euro)

ctv-verlag, Lübeck, Bestellung info@ctv-verlag.de

Abenteuer Homöopathie Band 5 (25,00 Euro)

Anekdoten im Spannungsfeld zwischen Homöopathie und Lebensweisheit (14.90 Euro)

Alleinstellungsmerkmale in der Homöo – Kinesiologie (20 Euro)

Enttraumatisierung mit Homöopathie, Kinesiologie und EMDR nach Shapiro (25 Euro)

Lieferbare DVDs zu den Kursen

Bestellung beim Autor, Heinrich.Zeeden@gmx.de
und bei Annette Rabeder, office@ra-essenzen.at.

DVDs, die von Kursen aus dem Jahr 2010 erstellt wurden.

DVD – Herstellung: Sebastian Hirsch,
DVD – Vertrieb: Heinrich Zeeden und Annette Rabeder.

Alpha (01) (35 Euro)
Alpha (02) (35 Euro)
EMDR (35 Euro)
Homöo – Kinesiologie (45 Euro)

Kinesiologie (35 Euro)
Neue Mittel in der Homöopathie (35 Euro)
Sehgal Methode (35 Euro)
Sternzeichen und Planeten (35 Euro)

Lieferbare Musik – CDs

komponiert von Heinrich Zeeden
Klavierstücke im klassischen Stil
Pianisten: Johan Lee, Korea und
Oliver Bunnenberg, Deutschland
Nina Buchholz, Querflöte

2 Sonaten in C – Dur und F – Dur, Bachvariationen,
acht kleine Stücke.
2 CDs in einer Kassette (20 Euro)

28 Variationen über ein Totentanzlied, 2016,
1 CD in einer Kassette (10 Euro)

14 Variationen über ein eigenes Thema, Intermezzo,
1 CD in einer Kassette (10 Euro)

18 Bagatellen,
1 CD in einer Kassette, Spielzeit 62 Minuten (10 Euro).

Kammermusik von Heinrich Zeeden
2 Sonatinen für Flöte und Klavier,
Andantino für Flöte und Klavier,
Klaviertrio,
Kinderflötensonate
1 CD, Spieldauer 55 Minuten, (10 Euro)

Lebenslauf von Dr. Heinrich Zeeden in Stichworten

1970 – 1976	Studium der Medizin in Tübingen, Saarbrücken, Wien und Lübeck
1977 – 1979	Assistenzzeit in Chirurgie, Innerer Medizin, Tropenmedizin, Gynäkologie und Geburtshilfe für einen Einsatz in Tansania
1980 – 1981	Distrikthospital in Nzega, Tansania,
1981 – 1982	Missionshospital in Ndanda, Tansania
1982 – 1985	Dinslaken, Weiterbildung Innere Medizin,
1985	Praxisassistent, Landpraxis in Bosau / Plöner See
1985 – 1987	St. Andreasberg / Harz, Weiterbildung Innere Medizin, Schwerpunkt Magen – Darm / Gastroenterologie
1987 – 1990	Rheumaklinik Bad Bramstedt

Diplomabschlüsse in Neuraltherapie, Akupunktur und Naturheilkunde.

Leitende Funktionen:

1991 – 1996	Klinik Benediktusquelle, Ortenberg – Selters, Chefarzt des ärztlichen Dienstes der LVA (DRV) Hessen
1997 – 1998	Klinik Sonnenblick, Marburg, Oberarzt Innere Medizin
1998 – 2010	Kinzigtalklinik, Bad Soden – Salmünster, Chefarzt der internistischen Abteilung LVA (DRV) Hessen

Kursreferent für Neuraltherapie, Akupunktur, Homöopathie, Kinesiologie, EMDR, mentale Techniken und Homöo – Kinesiologie

2011 – 2023	private Praxis in Lübeck,
2023	Schließung der Privatpraxis,
2023	Eröffnung einer Praxis für Lebensberatung

Danksagung

Für viele Anregungen, Testungen und neue Gedankengänge danke ich meinen Inspiratorinnen und Inspiratoren, meiner Tochter Deborah Wolff, meinen Schweizer Organisatorinnen Maria Zemp und Netty Wenger, meinen Agentinnen Elke Flach und Katharina Kellermann, sowie Sigrun Burggraef, Simone Bernhart, Veronika Kronast, Anja Kasch, Christel Kretzer und Christian Bormann.

Danke auch wieder an Herrn Carsten Tomkewicz, der sich wie immer sehr engagiert hat, um alle Zeitpläne auch in der vorgestellten Zeit durchzuziehen. Er ist ein Verleger nach meinem Geschmack.

Schließlich darf ich mich wieder bei meinen Patienten bedanken, die mit mir teilweise alte klassische ausgetretene Pfade gegangen sind, aber auch neue Wege, die experimentellen Charakter hatten. Diesen Patienten verdanke ich die zahlreichen Beispiele zu den Mitteln, die dieses Buch mit Leben füllen.

In großer Dankbarkeit, dass dieses fünfte Buch in diesem Jahr entstehen durfte.

Heinrich Zeeden,
20.10.2023

Zusammenfassung aller behandelten Mittel

Abelmoschus, Hibiskus, Bisameibisch, D 30, D 1000
– Spinnenphobie, Schlangenphobie

Acidum nitricum, Salpetersäure, D 1000, D unendlich
– ablehnende Haltung

Aconit, Eisensturmhut, D 1000, D unendlich – Todesangst

Anacardium orientale, der Elefantenlausbaum,
die Malakkanuß, D 30 – Besetzung

Apis, die Honigbiene, D 30 – Allergien

Argentum nitricum, Silbernitrat, D 1000
– Prüfungsangst, Angst um die Familie

Arnica, der Bergwohlverleih, D 30
– Hauptmittel bei allen Blutungen

Arsenicum album, weißes Arsenik, D 100 Mio.
– Nahrungsmittelunverträglichkeit

Barium carbonicum, Bariumcarbonat, D 1000
– Minderwertigkeitsgefühle

Bryonia alba D 100.000, die Zaunrübe
– Geiz, Sparsamkeit, Thema Arbeit und Gewinn

Caladium D 100 Mio., das Schweigrohr – Hilflosigkeit

Cantharis, die Spanische Fliege, D 30 – Verbrennungen

Acidum caprylicum – Caprylsäure, D 30
– Pilzinfektionen, Verstärkung aller Mittel

Capsicum, der spanische Pfeffer, die Paprika, die Pfefferschote,
D 30 – Heimweh

Causticum, gebrannter Marmor, D 1000
- verletztes Gerechtigkeitsgefühl

Chamomilla, die echte Kamille, D 30, D unendlich - Zorn

Cocculus, die Kockelskörner, D 30 - Schwindel

Coccus cacti, die Sabadille Laus, D 30
- Lösung von zähem Schleim, Mucoviszidose

Coffea D 30, D 100 Mio. - das Gedankenkarussell

Colchicum, die Herbstzeitlose, D 30
- Geruchsempfindlichkeit

Crotalus horridus, Klapperschlange, D 6, D 12, D 30
- Rechtschreibung

Cuprum metallicum, das metallische Kupfer, D 1000
- Muskelentspannung

Dumortierit D 30 - Heimatlosigkeit

Familienaufstellung D 1000
- Lösen der Knoten im Geflecht der Generationen

Horoskopverschiebung D 30
- Zurechtrücken des Geburtsdatums

Hyoscyamus, das Bilsenkraut, D 30
- Weltmeister beim Wahnsinn

Ignatia, die Ignatiusbohne, D 1000
- Kränkungen auf allen Ebenen

Intrinsic Faktor D 30
- Vitamin B 12 Mangel, Zungenbrennen, Müdigkeit

Kleiner Bär sc, Sternbild kleiner Bär D unendlich
- tiefe Depression

Lac caninum, die Hundemilch, D 30
- Ekel vor dem eigenen Körper, Seitenwechsel

Lachesis muta, der Buschmeister, D 30, D 300.000
- Neid, Eifersucht, Mobbing

Naja tripudians, die indische Königskobra, D 30
- Angina pectoris

Natrium chloratum, Natrium muriaticum, das Kochsalz, D 1000 - Schuldgefühle, Trauer und Verlust

Nux vomica, die Brechnuss, D 30
- vegetatives Nervensystem, Stress

Opium, der Schlafmohn, C 1000
- Auflösung von Schockerlebnissen

Palladium D 100 Mio. - Gefühl, alleine gelassen zu werden

Phosphor, das Element Phosphor, D 1000
- Schock, Schreckhaftigkeit

Platinum metallicum, das metallische Platin, D 1000
- Arroganz, Hochmut und Angst vor Spritzen

Polio Nosode D 30 - Zahnschmerzen, Zahnkaries

Pulsatilla pratensis, die Wiesenküchenschelle D 100 Mio.
- Entscheidungsunfähigkeit, notorisches Zuspätkommen

Radium bromatum, das bromierte Radium D 16
- Strahlenschaden

Rechtsdrehung, D 1000
– Weltmeister für Therapieresistenz
molekulare Rechtsdrehung D 100.000
– Migräne bei Nahrungsunverträglichkeit

Rhus toxicodendron, der Giftsumach, D 30
– Überanstrengungen aller Art

Rosenthaleffekt D 30
– genügend Platz für die eigene Entwicklung

Ruta graveolens, die Weinraute, D 30, D 100 Mio.
– Handgelenk

Sanguinaria, die kanadische Blutwurz, D 30
– Weltmeister bei der Normalisierung einer Hypermenorrhoe

Sepia, die Tintenschnecke, der Tintenfisch, D 1000
– Überforderung

Silicea, Siliziumdioxid, Kieselsäure D 1000
– Wärmeregulation – Computerabsturz

Stannum metallicum, das metallische Zinn, D 1000
– ausgeprägte Schwäche

Stramonium, der Stechapfel, D 100 Millionen
– Festhalten und Loslassen

Symphytum, der Beinwell, D 12
– Heilung von Knochenbrüchen, Kallusbildung

Thuja occidentalis, der Lebensbaum, D 30, D 200
– Impffolgen und Warzen

Tuberculinum KOCH alt, die Tuberkulose Nosode D 200
– Schamgefühl, Erkältungsneigung

Zeugung D 100 Millionen, Entstehung des Lebens
– Korrektur des Horoskops

Alle Mittel, alphabetisch

Mittel	Indikation
Abelmoschus D 30, D 1000	Spinnen- und Schlangenphobie
Acidum nitricum D unendlich	Ablehnung
Acidum phos. D 1000	Chronische Verliebtheit, Liebeskummer
Aconit D 1000	Angst, Todesangst
Anacardium orientale D 30	Besetzung
Argentum nitricum D 1000	Angst, Lampenfieber
Arnica D 30	Verletzung mit Blutung
Arsenicum album D 100 Mio.	Angst, Unverträglichkeit von Speisen
Aurainterferenz D 100 Mio.	Aurastabilität
Barium carbonicum D 30, D 1000	Selbstwertstörung, Minderwertigkeitsgefühl
Bryonia D 100.000	Geiz, materielles Denken
Caladium D 100 Mio.	Gefühl der Hilflosigkeit
Cantharis D 30	Harnwegsinfekt
Caprylsäure D 30	Pilzmittel, Wirkungsverstärkung
Capsicum D 30	Heimweh
Causticum D 1000	Verletztes Gerechtigkeitsgefühl
Chamomilla D 1000	Zorn
Cocculus D 30	Schwindel, Übelkeit beim Fahren
Coccus cacti D 30	Speichel klebrig, Mucoviszidose

Mittel	Indikation
Coffea D 100 Mio.	Freude schwächt, Beredsamkeit, Gedankenkarussell
Colchicum D 30	Geruchsempfindlichkeit
Colocynthis D 1000	Wut, Zorn, Ischias
Crotalus horridus D 6, D 12, D 30	Rechtschreibschwäche
Cuprum metallicum D 1000	Muskelverspannung
Dumortierit D 30	Gefühl der Heimatlosigkeit
Familienaufstellung D 1000	Familienkonflikte, Generationskonflikte
Horoskopverschiebung D 30	Pechvogel, falsche Zeitpunkt der Geburt
Hyoscyamus D 30	Wahnsinn, Eifersucht, mentale Einengung
Ignatia D 1000	Liebeskummer, Kummer, Kränkung
Intrinsic Faktor D 30	Vitamin B 12 Mangel, Zungenbrennen
Kleiner Bär sc D unendlich	Depression, Lebensüberdruss
Lac caninum D 30	Ekel vor eigenen Körperteilen
Lachesis D 30	Eifersucht, Neid
Lachesis D 300.000	Freude an Machtspielchen Mobbing
Medulla ossis D 30, Yucca Schidigera D 1000	Schwäche der Vitalität, Erschöpfung

Mittel	Indikation
Naja tripudians D 30	Angina pectoris
Natrium chloratum D 100 Mio.	Trauer, Verlust, Hass
Nux vomica D 30	Vegetatives Hauptmittel
Opium C 1000	Folge von Schock und Schreck, Schmerzlosigkeit
Palladium D 100 Mio.	Gefühl, alleine gelassen zu werden
Phosphorus D 1000	Schock, Schreckhaftigkeit
Platinum metallicum D 1000	Arroganz, Ignoranz; Angst vor Spritzen
Polio Nosode D 30	Zahnschmerzen, Karies
Pulsatilla D 1000, D 100 Mio.	Entscheidungsunfähigkeit, notorisches Zuspätkommen; Gefühl, nicht nein sagen zu können, Abgrenzung
Radium bromatum D 16	Strahlungsempfindlichkeit
Rechtsdrehung D 1000	Therapieresistenz
Molekulare Rechtsdrehung D 100.000	Migräne bei Nahrungsmittel - Unverträglichkeit, Wirkungsverstärkung
Rosenthaleffekt D 30	Gefühl, nicht genügend Platz für die eigene Entwicklung zu haben
Ruta D 30	Handgelenk, Karpaltunnelsyndrom
Sanguinaria D 30	Hypermenorrhoe
Sepia D 1000	Überforderung

Mittel	Indikation
Silicea D 1000	Angst vor Spritzen, vor spitzen Gegenständen; Computerabsturz
Stannum metallicum D 1000	Gefühl von Schwäche
Stramonium D 30, D 100 Mio.	Wildheit, Klammern, Verlangen nach Licht, Gefühl, verraten und verkauft zu sein
Symphytum D 12	Knochenbrüche
Thuja D 200	Impffolgen
Tuberculinum KOCH alt D 200	Schamgefühl
Zeugung D 100 Mio.	Korrektur einer unglücklichen Zeugung

Alle Indikationen, alphabetisch

Indikation	Mittel
Ablehnung	Acidum nitricum D unendlich
Angina pectoris	Naja tripudians D 30
Angst vor Spritzen, vor spitzen Gegenständen; Computerabsturz	Silicea D 1000
Angst, Lampenfieber	Argentum nitricum D 1000
Angst, Todesangst	Aconit D 1000
Angst, Unverträglichkeit von Speisen	Arsenicum album D 100 Mio.
Arroganz, Ignoranz; Angst vor Spritzen	Platinum metallicum D 1000
Aurastabilität	Aurainterferenz D 100 Mio.
Besetzung	Anacardium orientale D 30
Chronische Verliebtheit, Liebeskummer	Acidum phos. D 1000
Depression, Lebensüberdruss	Kleiner Bär sc D unendlich
Eifersucht, Neid	Lachesis D 30
Ekel vor eigenen Körperteilen	Lac caninum D 30
Entscheidungsunfähigkeit, notorisches Zuspätkommen; Gefühl, nicht nein sagen zu können, Abgrenzung	Pulsatilla D 1000, D 100 Mio.
Familienkonflikte, Generationskonflikte	Familienaufstellung D 1000
Folge von Schock und Schreck, Gefühl von Schmerzlosigkeit	Opium C 1000

Indikation	**Mittel**
Freude an Machtspielchen, Mobbing	Lachesis D 300.000
Freude schwächt, Beredsamkeit, Gedankenkarussell	Coffea D 100 Mio.
Gefühl der Heimatlosigkeit	Dumortierit D 30
Gefühl der Hilflosigkeit	Caladium D 100 Mio.
Gefühl von Schwäche	Stannum metallicum D 1000
Gefühl, alleine gelassen zu werden	Palladium D 100 Mio.
Gefühl, nicht genügend Platz für die eigene Entwicklung zu haben	Rosenthaleffekt D 30
Geiz, materielles Denken	Bryonia D 100.000
Geruchsempfindlichkeit	Colchicum D 30
Handgelenk, Karpaltunnelsyndrom	Ruta D 30
Harnwegsinfekt	Cantharis D 30
Heimweh	Capsicum D 30
Hypermenorrhoe	Sanguinaria D 30
Impffolgen	Thuja D 200
Knochenbrüche	Symphytum D 12
Korrektur einer unglücklichen Zeugung	Zeugung D 100 Mio.
Liebeskummer, Kummer, Kränkung	Ignatia D 1000

Indikation	**Mittel**
Migräne bei Nahrungsmittel – Unverträglichkeit, Wirkungsverstärkung	Molekulare Rechtsdrehung D 100.000
Mobbing	Lachesis D 300.000
Muskelverspannung	Cuprum metallicum D 1000
Pechvogel, falscher Zeitpunkt der Geburt	Horoskopverschiebung D 30
Pilzmittel, Wirkungsverstärkung	Caprylsäure D 30
Rechtschreibschwäche	Crotalus horridus D 6, D 12, D 30
Schamgefühl	Tuberculinum KOCH alt D 200
Schock, Schreckhaftigkeit	Phosphorus D 1000
Schwäche der Vitalität, Erschöpfung	Medulla ossis D 30, Yucca Schidigera D 1000
Schwindel, Übelkeit beim Fahren	Cocculus D 30
Selbstwertstörung, Minderwertigkeitsgefühl	Barium carbonicum D 30
Speichel klebrig, Mucoviszidose	Coccus cacti D 30
Spinnen- und Schlangenphobie	Abelmoschus D 30, 1000
Strahlungsempfindlichkeit	Radium bromatum D 16
Therapieresistenz	Rechtsdrehung D 1000
Trauer, Verlust, Hass	Natrium chloratum D 100 Mio.
Überforderung	Sepia D 1000
Vegetatives Hauptmittel	Nux vomica D 30

Indikation	**Mittel**
Verletztes Gerechtigkeitsgefühl	Causticum D 1000
Verletzung mit Blutung	Arnica D 30
Vitamin B 12 Mangel, Zungenbrennen	Intrinsic Faktor D 30
Wahnsinn, Eifersucht, mentale Einengung	Hyoscyamus D 30
Wildheit, Klammern, Verlangen nach Licht, Gefühl, verraten und verkauft zu sein	Stramonium D 30, D 100 Mio.
Wut, Zorn, Ischias	Colocynthis D 1000
Zahnschmerzen, Karies	Polio Nosode D 30
Zorn	Chamomilla D 1000